Margret Feldkamp

Das zerebralparetische Kind

FACHBUCHREIHE KRANKENGYMNASTIK
Physikalische Therapie – Prävention – Rehabilitation

Margret Feldkamp

Das zerebralparetische Kind

KONZEPTE THERAPEUTISCHER FÖRDERUNG

Pflaum Verlag München

Autorin:

Prof. Dr. med. Margret Feldkamp, früher Leiterin des Spastikerzentrums an der Orthopädischen Universitätsklinik, jetzt St. Franziskus Hospital Münster

Die Deutsche Bibliothek – CIP-Einheitsaufnahme

Feldkamp, Margret:
Das zerebralparetische Kind : Konzepte therapeutischer Förderung / Margret Feldkamp. – München ; Bad Kissingen ; Berlin ; Düsseldorf ; Heidelberg : Pflaum, 1996
(Fachbuchreihe Krankengymnastik)
ISBN 3-7905-0735-0

ISBN 3-7905-0735-0

Gesamtherstellung: Druckerei Sommer GmbH, Feuchtwangen

Inhalt

Vorwort

Dies Buch versucht, die Probleme der zerebralparetisch-behinderten Kinder und Adoleszenten ganzheitlich zu sehen. Dabei liegt der Schwerpunkt auf motorischer und konservativ-präventiver Therapie, wenn auch die nicht-motorischen Therapien gleichfalls erörtert werden. Ein besonderes Anliegen erscheint mir die Klarstellung der Voraussetzungen für operationsmethodische Vorgehensweisen, die bei konservativen Therapeuten oft einen zweifelhaften Ruf genießen.
Auch in dem Bestreben, die ganzheitliche Sicht zu wahren, ist aus didaktischen Gründen eine Gliederung erforderlich. Diese folgt deshalb einerseits den Sachgebieten, andererseits den verschiedenen Körperregionen, an denen spezielle Probleme auftreten. Hinweise auf gebietsferne Bezüge werden dabei immer wieder erforderlich. So ist z. B. eine Hilfsmittelversorgung für ein schwer geistig-behindertes, blindes oder krampfendes Kind an andere Voraussetzungen gebunden, als für ein solches, bei dem diese Problematik nicht vorliegt. Die Berücksichtigung nichtmotorischer Begleitbehinderungen ist auch wesentlich in der Abschätzung der Entwicklungsprognosen. Zum Beispiel macht ein 2-jähriges Kind, welches voraussichtlich innerhalb der nächsten beiden Jahre den freien Gang erwirbt, andere Hilfen erforderlich als ein Kind im gleichen Alter, welches schwerbehindert bereits am Ende seiner Entwicklung ist.
Konservative motorische Therapie beinhaltet außer Krankengymnastik auch die Hilfsmittelversorgungen. Sie stellt auch einen Teilaspekt in der Sprachbehandlung oder der Ergotherapie dar. Die beiden letzteren Richtungen bilden wertvolle Bindeglieder zu den pädagogischen Förderungsansätzen, deren Voraussetzungen deshalb ebenfalls gestreift werden.

Diese Monographie ist geschrieben in Weiterführung meines Büchleins »Behandlung und Rehabilitation bei zerebralparetischen Kindern«, Perimed Verlag, welches schon bald nach seinem Erscheinen nicht mehr erhältlich war.

Münster, Januar 1996 *M. Feldkamp*

I.

Einleitung

Die Behandlung der Infantilen Zerebralparese (im Folgenden IZP genannt) stellt noch immer eine große Herausforderung für Eltern, Ärzte, Betreuer und ärztliche Hilfsberufe dar. Das betroffene Kind geht uns nahe, mobilisiert den Hilfswillen aller, selbst wenn dies mit großem persönlichem Einsatz verbunden ist.

Das zerebralparetische Kind ist ein chronisch krankes Kind. Dadurch ist es unterschieden von vielen anderen kranken Kindern und Jugendlichen. Immer finden wir das Kind in einem Umfeld von Mitbetroffenen vor, meistens ist es die Familie, manchmal sind es die Betreuer in einer Einrichtung.

Auch die betroffenen Familien sind durch die Behinderung ihres Kindes stärker verunsichert, als dies bei anderen Leiden der Fall ist. Zu den aktuellen Sorgen und Problemen treten die Ängste um die zukünftige Entwicklung, die alle Funktionen des Gehirns betreffen:

- wird mein Kind gehen können
- wird es sprechen lernen
- wird es eine normale Schule besuchen können
- wird es Freunde haben
- wird es ein normales Leben später führen können?

So mögen die häufig garnicht artikulierten Fragen und Sorgen der Eltern lauten. Es ist deshalb unvermeidlich, daß die Betreuung sich auf die Familie erstreckt, daß man für die Sorgen der Familie ein offenes Ohr und warmherzigen Zuspruch hat und realistische Perspektiven aufzeichnet. Dabei werden die Grenzen der einzelnen Fachgebiete manchmal übersprungen werden müssen, um akute Hilfen realisieren zu können.

Damit ist nicht ausgedrückt, daß Therapeuten sich in fremden Fachgebieten versuchen sollten. Es ist vielmehr notwendig, daß Ärzte und Betreuer der verschiedenen Gebiete Kontakte untereinander haben und bereit sind, im Verlauf anderen Dingen Priorität einzuräumen.
Die betreuende Fachkraft sollte fachübergreifend orientiert sein. Dies gilt für den Arzt, und auch für die medizinischen Hilfsberufe und Pädagogen. Wo Teamgespräche möglich sind, sind sie hilfreich, jedoch ist dies bei der Mehrzahl der ambulanten Betreuungen kaum gegeben. Arzt wie Therapeut versuchen, sich diagnostisch über alle Aspekte der Behinderung klarzuwerden, die Prognosen abzuschätzen und die Entwicklungschancen realistisch zu beurteilen.
Eine den Wünschen der Familie und auch dem Therapeuten zuwiderlaufende Gesetzmäßigkeit ist leider, daß dem schwer- und schwerstbehinderten Kind scheinbar nur wenig, dem leichtbehinderten eher nachhaltig geholfen werden kann. Oft erscheint dem Außenstehenden jede Therapie hoffnungslos. Es erweist sich aber, daß sowohl der Patient selbst als auch seine Familie kleine Verbesserungen außerordentlich dankbar begrüßen und darin wesentliche Erleichterungen finden.
Die Betreuung des zerebralparetischen Patienten ist meistens eine lebenslange Notwendigkeit. Dadurch werden das Kind und seine Familie uns in einem Maße vertraut, wie es bei kaum einer anderen Erkrankung gegeben ist. Das schafft enge emotionale Bindungen, die für den Therapeuten eine Bereicherung bedeuten. Der Behinderte und seine Familie werden oft zu den treuesten Patienten.
Neben ärztlich-therapeutischer Kenntnis und Erfahrung spielt die menschliche Führung eine große Rolle. Nicht nur Freundlichkeit, sondern Ruhe und Gesprächsbereitschaft sind vonnöten, Offenheit auch für Probleme, die vielleicht nicht in den medizinischen Bereich fallen. Die Patientenfamilie ist dankbar für jede Art menschlichen Verständnisses. Das soll nicht darüber hinwegtäuschen, daß Patient und Familie sehr oft als »schwierig« eingestuft werden müssen. Die täglichstündlichen Belastungen: Pflege, Beanspruchung, zu bewältigende »Kraftakte« in Alltagshilfen, Therapieversorgungen und Krankengymnastik, hinterlassen Zustände von Überlastung und Überreiztheit. Zudem sind Entspannungszeiten durch Umgang mit Freunden, Ablenkungen, Unternehmungen, Ausflüge und Urlaub meistens nur sehr eingeschränkt – wenn überhaupt – nutzbar. Auch Sekundärpro-

bleme durch Angehörige, die sich vernachlässigt fühlen, sind unverhältnismäßig häufig, und die daraus erwachsenden Ehepartnerentzweiungen haben überproportionale Zahlen.*
Alles dies wird dem therapeutischen Betreuer nur zu vertraut sein. Er tut gut, diesen Dingen menschlich Verständnis entgegenzubringen. Obwohl oft psychologische Hilfe wünschenswert wäre, wird diese von der Patientenfamilie nur selten angenommen.
Somit ist die Zusammenarbeit von Arzt und Therapeut sehr geeignet, dem betroffenen Kind wie auch seiner Familie umfassende Hilfen zu geben, selbst auf dem weiten Feld der menschlichen-zwischenmenschlichen Probleme.

* Schlack, Maurer u. a.

II.

Definition der Infantilen Zerebralparese

Schon im vorigen Jahrhundert wurde die infantile Zerebralparese von Little (1862) und die spastische Diplegie von Freud (1893) beschrieben.

Begriffe wie »Morbus Little« oder »zerebrale Kinderlähmung« sind nicht mehr gebräuchlich, die Bezeichnungen »infantile Zerebralparese«, »zerebrale Bewegungsstörung«, »zentrale Koordinationsstörung« sind aber Synonyme. Dagegen entspricht das landläufig bekannteste Wort der »Spastik« nur einer Untergruppe, wenn auch der wichtigsten.

Bei der infantilen Zerebralparese handelt es sich um eine nichtfortschreitende Schädigung bevorzugt der Gehirnanteile, die Haltung und Bewegung kontrollieren, die in den frühkindlichen Entwicklungsstadien erworben wurde und die weitere Entwicklung beeinflußt hat (Ingram 1955).

Die mit dieser Zielgruppe befaßten Therapeuten sehen bei einigen ihrer Patienten Ähnlichkeiten, die jedoch abgegrenzt werden müssen: z. B. Kinder mit schweren allgemeinen Entwicklungsrückständen bei vorherrschender geistiger Behinderung und Muskelschlaffheit, Kinder mit neuromuskulären Erkrankungen verschiedenster Genese oder auch Kinder, die aufgrund einer Störung im Bereich des Rückenmarks schlaffe oder spastische Symptome zeigen (Spina bifida, Querschnittsparesen).

Die infantile Zerebralparese ist gekennzeichnet durch

- Störungen des Muskeltonus aufgrund des Bestehens übersteigerter tonischer Reflexe, in Verbindung mit
- Störungen der Bewegungskontrolle.

Muskeltonus

Die Tonisierung der Muskulatur ist die Voraussetzung für ihre Betätigung. Der Grundtonus der Skelettmuskulatur wird sowohl vom Rückenmark als auch von verschiedenen Regionen des Gehirns beeinflußt. Die spastische Tonussteigerung ist ein spinales Symptom, wie es der Querschnittsgelähmte in typischer Ausprägung zeigt. Dieser basale, spinale Tonus wird von verschiedenen Gehirnarealen moduliert und beim Gesunden seinen jeweiligen Aktivitäten angepaßt. Bei den IZP-Kindern beobachten wir Dysregulationen des Muskeltonus in unterschiedlicher Ausprägung, so als

- Muskelschlaffheit
- unwillkürlich fluktuierenden Wechsel des Muskeltonus, z. B. bei Athetosen
- spastischen Hypertonus.

Die spastische Tonussteigerung stellt sich dar als überschießende Muskeltonisierung bei Aktivität. In voller Entspannung oder im Schlaf ist die Spastik nicht nachweisbar. Muskelaktivität kann sich in zwei Formen äußern, einmal als Bewegung des Körpers und/oder der Extremitäten, zum zweiten als Haltung.

Wir beobachten Spastik vor allem unter den Voraussetzungen von Haltung oder Bewegung.

Bei Krankengymnasten wird häufig der synonyme Gebrauch der Worte »Spastik« und »Hypertonus« beobachtet. Dies ist irreführend, da Tonus auch beim Gesunden hoch oder niedrig sein kann und auch aktive Kraftanstrengungen als Muskeltonisierung beschrieben werden könnten. **Spastik** erscheint aber niemals als lokal-isoliertes Symptom, sondern **ist stets Bestandteil eines tonischen Reflexgeschehens**.

Die weithin geläufige Feststellung, daß »Spastik« durch den Widerstand gegen passive Bewegung gekennzeichnet sei, bedarf der Präzisierung: da Spastik eine Reflexkomponente hat, mag sie bei raschen Dehnungen wie den Sehnenreflexen auftreten, bei langsamen Dehnungen wird man sie dagegen häufig vermissen (Lance 1980).

Reflexe

Je schwerer die Gehirnschädigung, desto stärker ausgeprägt ist das pathologische Reflexgeschehen. Dies gilt für die einfachsten »monosynaptischen« Sehnenreflexe wie z. B. Patellar- oder Achillessehnenreflexe, die deshalb für die Diagnostik bedeutsam sind. Viel mehr sind aber Haltungs- und Bewegungsreflexe wesentlich, die dem Kind bei Betätigungsversuchen einschießen. Die tonische Reflexmotorik kennzeichnet denn auch das schwer behinderte Kind, indem jeder Aktivitätsplan nicht in kontrollierter Weise ausgeführt werden kann, sondern zu stereotypen Reflexmustern führt. Diese beinhalten kaum Bewegung, sind vielmehr Haltungsschablonen, aus der das Kind sich nur mit großer Anstrengung – evtl. gar nicht – lösen kann.
Wir finden im Bewegungsbemühen des zerebralparetischen Kindes einerseits die gestörte aktive Kontrolle, andererseits die Auswirkungen der tonischen Reflexe. Diese beiden Faktoren sind einander indirekt proportional: die tonischen Reflexe hemmen die aktive Kontrolle, die aktive Kontrolle kann die Auswirkungen der tonischen Reflexe verringern.

Bewegungskontrolle

Das frühzeitig hirngeschädigte Kind büßt seine Kontrolle der Bewegungsregulation ein. Es nimmt seine Zuflucht zu einer sogenannten Hilfsmotorik. Wir verstehen darunter tonische Reflexschablonen. Während die höhere Bewegungskontrolle eine nach der Geburt erworbene Leistung ist, handelt es sich bei diesen Reflexschablonen um ererbte, vorgeprägte einfache Koordinationsformen. Sie sind im Tierreich weit verbreitet und haben, bezogen auf den Menschen, also phylogenetische Wurzeln. In der gesunden menschlichen, ungleich höher entwickelten Motorik stellen die Reflexe nur die Basis für den Aufbau der eigenen Willkürkontrolle dar. Sie werden also von den nachgeburtlich entwickelten vielfältigen Bewegungskonzepten gleichsam überbaut. Das Finden entwicklungsgerechter Bewegungskonzepte ist für das gehirngeschädigte kleine Kind wesentlich erschwert. Es möchte zwar greifen, krabbeln, aufstehen, »weiß« aber nicht, wie dies anzustellen ist, und baut nur mühsam und zeitlich stark verzögert neue Konzepte auf. Damit werden die normen Entwicklungsstadien, die »Meilensteine« der frühkindlichen Bewegungsentwicklung auseinan-

dergezogen. **Diese zeitlichen Verzögerungen im Erwerb normaler Entwicklungsstufen stellen das einfachste und wichtigste Kriterium für die Schwere des motorischen Hirnschadens dar.**
Ein Kind, welches mit vier Jahren gerade krabbelt, ist wesentlich schwerer behindert als ein anderes, welches dies mit zwei Jahren kann. Natürlich spielen spastische Reflexe dabei eine verursachende Rolle, für die Schweregradbeurteilung braucht man sie aber nicht.

Zusammenfassend sehen wir also das zerebralparetische Kind behindert durch

- Verzögerung der Bewegungsentwicklung
- Pathologische, spastische Reflexmuster.

Vorkommenshäufigkeit

Von zentralen Koordinationsstörungen betroffen sind 1–2‰ aller Neugeborenen. Beim Hinzuzählen von Minimalfällen kann sich diese Angabe beträchtlich erhöhen. Nimmt man nur die Zahl der Kinder mit Bedarf für langfristige Therapie und Rehabilitation, so ist eine Häufigkeit von >0,5–0,8‰ der Kinder anzunehmen. In der Bundesrepublik Deutschland sind ca. 20000–30000 Kinder und Jugendliche betroffen.
Immer wieder strittig ist die Frage, ob die Behinderungszahlen zu- oder abnehmen. Unter Heranziehung verschiedener internationaler Statistiken ergibt sich die Feststellung, daß die Vorkommenszahlen sehr geringfügig zurückgehen. Zwar werden heute durch die Fortschritte der Perinatologie sehr viele Säuglinge vor dauerhaften Hirnschäden bewahrt, es werden aber andererseits Kinder mit schweren Schäden am Leben erhalten. Dadurch verschieben sich auch die Ausprägungsformen bei den zerebralparetischen Kindern: häufiger als früher treffen wir stark Untergewichtige und Frühgeborene an, häufiger als früher auch schwerst mehrfach Behinderte. Auch ist die Zahl der reinen Athetosen sehr stark zurückgegangen.*

* Stanley u. a., Hagberg.

Ausprägungsformen der infantilen Zerebralparese (IZP)

Die IZP äußert sich am häufigsten als Spastik (92%). Viele Kinder entwickeln aber zusätzlich, selten ausschließlich, die Dyskoordinationsform der Athetose oder der Ataxie. Die zerebrale Hypotonie gehört als eigenständiges Bild nicht zur Diagnose der IZP, ist aber häufiges Begleitsymptom.
Wir unterscheiden nach dem Betroffensein der Gliedmaßenregionen die Diplegie (Diparese) von der Tetraplegie (Quadroplegie, Tetraparese) und der Hemiplegie (Hemiparese).

III.

Symptomatik der Infantilen Zerebralparese

Das Kind mit spastischer Diplegie (Diparese) *(Abb. 1)*

Die spastische Diparese ist gekennzeichnet durch die vorherrschende Behinderung der unteren Körperhälfte. Im Gegensatz zur Paraplegie sind auch Arme und Hände betroffen, jedoch weniger, so daß sie gebrauchsfähig geblieben sind. Die typischen spastischen Reflexaktivitäten zeigen sich von der Taille an abwärts, wobei bestimmte Muskeln bevorzugt betroffen sind. Dies sind die Kniebeuger (Ischiokruralmuskeln) medial mehr als lateral, sowie der M. iliopsoas und der M. rectus femoris und der M. tensor fasciae latae, weniger die Adduktoren. Am Unterschenkel ist der M. gastrocnemius, vor allem das caput mediale, betroffen, der M. tibialis posterior, die langen Zehenbeuger und der M. peroneus longus.

In bezug auf ihren Grundtonus stehen diese Muskeln im Kontrast zur Insuffizienz der Bauch- und Glutealmuskulatur, der tiefen Anteile des Erektorsystems und der kurzen Muskeln im Bereich der Hüftgelenke, sowie der kurzen Fußmuskeln.

Das Kind mit spastischer Diparese ist in der Regel fortbewegungs-, wenn auch oft nicht selbständig gehfähig. Die Bewegungsbehinderung ist bestimmt durch spinale tonische Muster, insbesondere durch die überschießende Streckreaktion und durch den Schreitreflex. Beide bestehen aus Bewegungen der Beingelenke in synchronisierter Weise. Bei vielen Bewegungsimpulsen kommt es zum Auftreten von assoziierten Reaktionen, die auch die Haltung beeinträchtigen können. Die

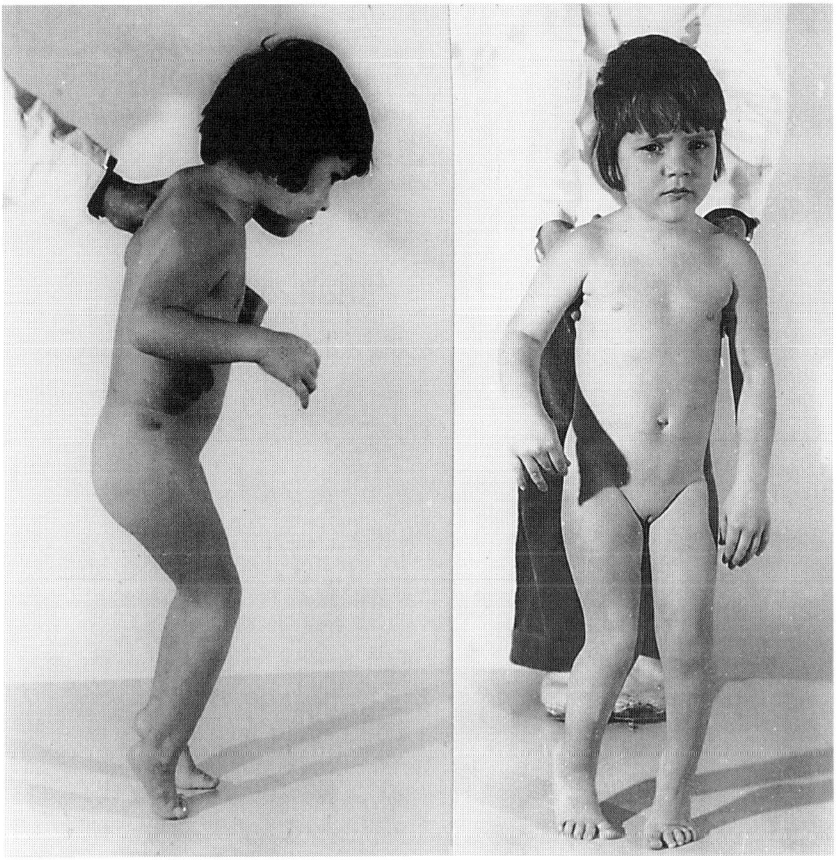

Abb. 1: Kind mit spastischer Diparese, typische Haltung: Bei guter Kopfkontrolle schwache Rumpfaufrichtung, Arm- und Handbeugetendenz, Unterarmpronation, schlechte Hüftstreckung, Adduktion und Innenrotation der Hüften, Kniebeugehaltung, Zehenstand.

pathologischen Muster bewirken eine Streck-, Adduktions- und Innenrotationsspastik beider Beine. Im Sitzen neigt das Kind zum Zwischenfersensitz und ist zum korrekten Langsitz unfähig. Das diplegische Kind bevorzugt als Fortbewegungsart das Robben oder den Häschensprung.

Das Kind mit spastischer Tetraparese (*Abb. 2*)

Die Tetraspastik ist die schwerere Form der doppelseitigen Parese, d. h. auch die Arme und Hände sind stark behindert. Tetraspastische Kinder sind aufgrund ihrer schweren Behinderung häufig nicht fortbewegungsfähig. Ihre sensomotorische Entwicklung stagniert früh. Wegen der Parallelen zwischen Di- und Tetraparese (leichte Form – schwere Form) sind die Übergänge zwischen den beiden Diagnosen fließend und differieren von Autor zu Autor.

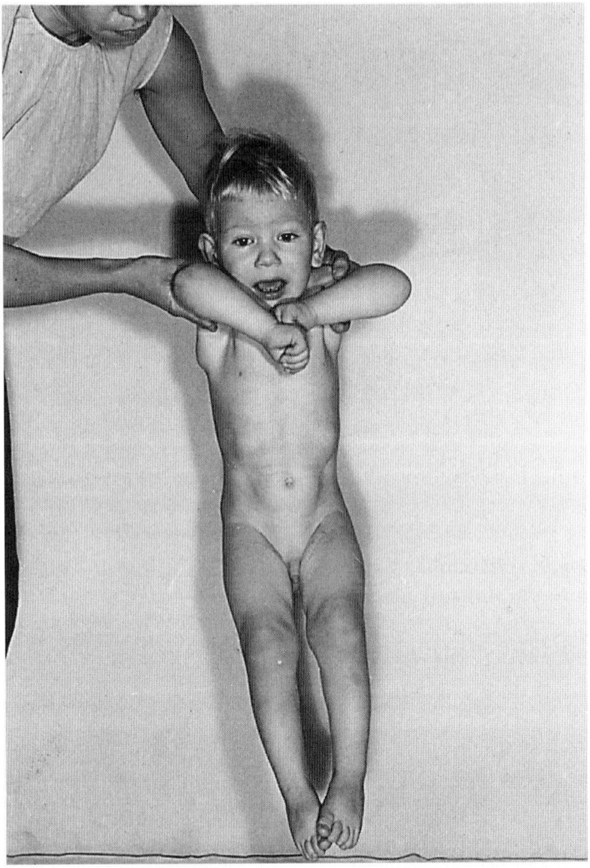

***Abb. 2:** spastische Tetraparese, 2jähriger Knabe. Unter den Achseln gehalten gibt der Schultergürtel nach, die Ellenbogen sind gebeugt, die Hände proniert und gefaustet, die Beine adduziert mit Überkreuzungstendenz.*

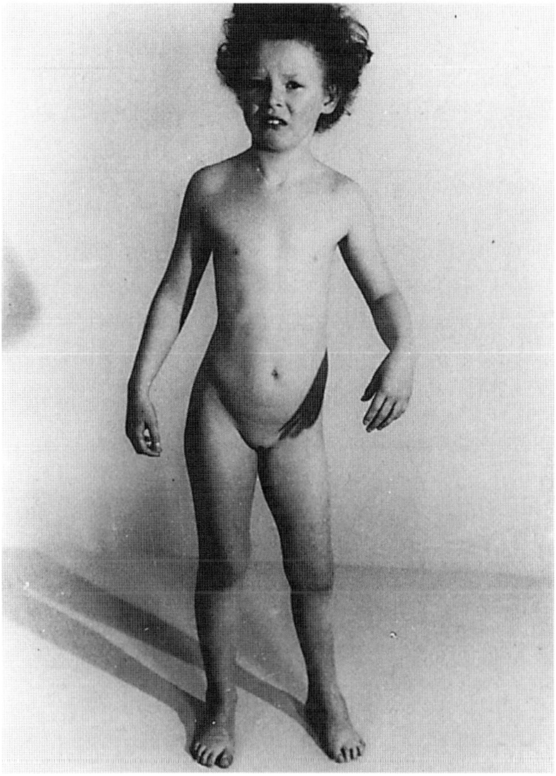

Abb. 3: Patientin mit Hemiparese rechts: Arm bevorzugt betroffen mit Verkürzung und Verschmächtigung. Während im ruhigen Stand die Muster kaum hervortreten, ist unter Aktivation das typische Beugemuster von Arm und Hand sowie die Spitzfußtendenz erkennbar.

Das Kind mit spastischer Hemiparese *(Abb. 3)*

Bei der Hemispastik ist der eine Arm stärker betroffen als das eine Bein, die Ausprägung zeigt sich distal akzentuiert. Am Arm findet sich das Beugemuster von Ellbogen- und Handgelenk, der Daumen ist flektiert und adduziert, die Finger sind ebenfalls flektiert oder neigen zur Pfötchenstellung. Im letzteren Fall finden wir schlaffe, weitgehend gestreckte Langfinger, diese sind stets stark sensibilitätsgestört. Die Beckenhälfte auf der betroffenen Seite ist hoch- und zurückgezogen, was als Folge der eingeschränkten endgradigen Hüftgelenksextension

interpretiert wird. Der Fuß tendiert zum Spitzfuß, der Kalkaneus zur Achsenabweichung. Klumpfuß- oder Knickfußstellung kommen etwa gleich häufig vor. Häufig bestehen Längendefizite der langen Röhrenknochen an Arm und Unterschenkel. Diese Wachstumsdefizite schreiten nach dem achten Lebensjahr nicht mehr fort, sie betragen immer unter drei Zentimeter.
Hemiplegische Kinder sind – abgesehen von Fällen mit sehr schweren Mehrfachbehinderungen – immer selbständig gehfähig und lebenstüchtig. Einige Patienten zeigen anstelle der Flexionshaltung im Ellbogengelenk Neigung zur Überstreckung, was auf Athetose hinweist.

Das Kind mit Athetose *(Abb. 4)*

Die Athetose betrifft bevorzugt die obere Körperhälfte, einschließlich der Gesichts- und Mundmotorik. Der Grundtonus ist niedrig, deshalb ist in schweren Fällen die Kontrolle von Kopf und Rumpf erschwert. Bei Aktivitäten entstehen häufig bizarre Bewegungen, typisch sind hierbei die Mitbewegungen in rumpfnahen Gelenken. Das Hantieren und Manipulieren ist beeinträchtigt, es besteht Grobgriff mit schlechter Zielfähigkeit. Das gezielte Loslassen von Gegenständen ist verzögert.
Schulter-Armstütz sind kaum möglich. Es besteht starke Tendenz zu asymmetrischen Haltungen und zur Streck- bzw. Überstreckhaltung der Körpergelenke. Wegen der schlechten Kontrolle der Mundmotorik sind Kauen und Schlucken selten, die Sprache aber praktisch immer behindert. Schwerere Formen von Dysarthrien sind deshalb beim Kind mit IZP immer hinweisend auf eine athetotische Komponente. An den Beinen prägt sich die reine Athetose weniger aus, diese sind aber meist von der zusätzlichen Spastik betroffen. Öfter bestehen aber gewisse Kompensationsmöglichkeiten durch den Einsatz der Beine.
Die drei klinisch deutlich unterscheidbaren Unterformen der Athetose (Lesny*) sind:

- **Dystone Athetose,** eine seltene Form grotesker, asymmetrischer Bewegungsabläufe, die aber die Kinder nicht hindert, trotzdem höhere Fortbewegung, sogar freien Gang zu erwerben. Die schweren Fehlhaltungen dieser Kinder sind jeder Form von Therapie praktisch unzugänglich.

* In Feldkamp u. a., 1988.

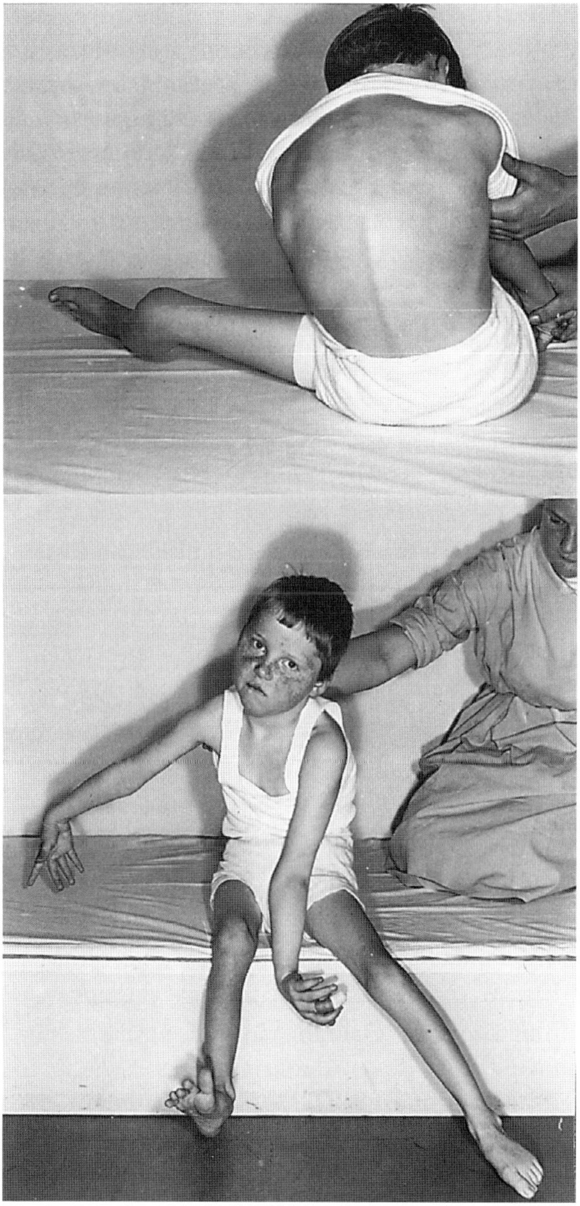

***Abb. 4:* Kind mit Athetose: schlechter Kopf- und Rumpfkontrolle, unwillkürliche Fehlbewegungen der Arme und Hände sowie der Beine.**

- **Choreoathetose,** diese Form ist etwas häufiger, sie behindert die Kinder stärker: kennzeichnend sind choreatiforme unwillkürliche Zappelbewegungen bei schlaffem Muskelgrundtonus. Es besteht Überbeweglichkeit der Gelenke, und die tonischen Reflexmuster fehlen. Die Kinder erwerben im allgemeinen zwar niedere Fortbewegungsarten am Boden, z. B. durch Abstoßen der Beine im Häschensprung oder aus Rückenlage, kommen aber nicht zur vollen Aufrichtung. Die reinen Ausprägungsformen sind ebenfalls selten.

- **Spannungsathetose** ist die weitaus häufigste Ausprägungsform und gleichzeitig die schwerste. Alle tonischen Reflexautomatismen sind stark ausgebildet und meistens bewegungsbeherrschend. Der Haltetonus von Rumpf und Kopf ist sehr schlecht, so daß die Kinder rasche Wechsel von extremer Starre zu vollständigem Haltungszusammenbruch zeigen.

Allen athetotischen Formen ist gemeinsam, daß sie sich im Verlaufe der ersten Lebensjahre stark verändern. Im Säuglingsalter pflegt die Schlaffheit das Bild zu beherrschen, die tonischen Zwangshaltungen entwickeln sich erst später. Leichtere oder mittelschwere Formen können im Säuglingsalter unerkannt bleiben. Das Vollbild der Spannungsathetose ist erst im Schulalter erreicht.

Ataxie und Hypotonie

Ataxie und/oder Hypotonie treten als Begleitsymptome der Zerebralparese auf. Die in der Erwachsenenneurologie bekannten reinen Formen entsprechen nicht der Definition einer Zerebralparese.

Ataktische Begleitsymptome sind Ausdruck zusätzlicher Schädigungen im Kleinhirn. Am häufigsten wird *Intentionstremor* beobachtet, der fein-, mittel- oder grobschlägig sein kann. Sehr feinschlägiger Tremor ist kaum behindernd. Die typische Zunahme der Ausschläge bei Annäherung an das Zielobjekt fehlt allerdings im allgemeinen. Man muß aber jede Form von Bewegungstremor (im Gegensatz zum Ruhetremor) bereits als ataktische Komponente ansehen.

Kleinhirnbedingte Gleichgewichtsstörungen und Dysdiadochokinesen sind als Zusatzsymptome bei Zerebralparese kaum bekannt.

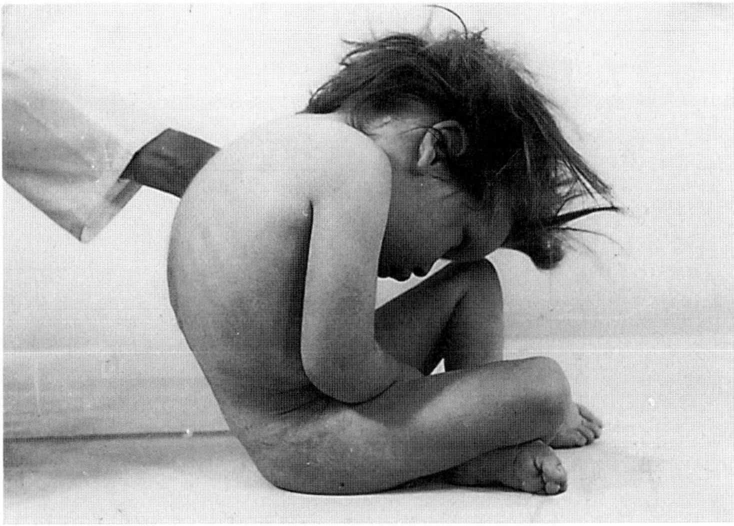

Abb. 5: Kind mit schwerer Muskelhypotonie (bei gleichzeitiger Tetraspastik: letztere äußert sich hier im Zehenkrallen und dem angezogenen linken Oberschenkel).

Die Muskelhypotonie (*Abb. 5*) ist als herabgesetzter Haltungstonus in Ruhe fast allen Kindern mit Zerebralparese gemeinsam. Ausschließlich schwere Hypotonien müssen immer einer gründlichen neurologischen Diagnostik zugeführt werden, weil sich unter diesen Bildern verschiedene Formen von Erkrankung, z. B. der Muskeln oder des Stoffwechsels verbergen können. Oft sind solche Erkrankungen progredient.

Die zerebrale Hypotonie in ihrer reinen Ausprägungsform ist in schweren Fällen mit geistiger Behinderung und Bewegungsarmut verbunden. Dadurch ist die Bewegungsentwicklung, vergleichbar wie bei den »echten« Zerebralparesen, ebenfalls stark behindert. Die Kinder tendieren im Stand zum breitflächigen Bodenkontakt. Häufig sind sie schwer motivierbar, manchmal auch unruhig. Nicht immer ist die krankengymnastische Behandlung auf neurophysiologischer Grundlage (z. B. nach Bobath oder Vojta) dieser Kinder als optimale Behandlungsform zu bezeichnen. Sie benötigen intensive Reize für Bewegung und Muskeltonussteigerung (vgl. Kap. VIII).

Kinder mit Mischformen der IZP *(Abb. 6)*

Kombinationen zwischen Spastik, Athetose und Ataxie werden in unterschiedlicher Weise beobachtet. Auch sind seitendifferente Ausprägungen überaus häufig. In den meisten Fällen besteht dabei auch eine Spastik. Sie ist bei etwa zwei Drittel der zerebralparetischen Kinder vorherrschend. Besonders behindernd sind die Kombinationsformen – obere Körperhälfte Vorherrschen der Athetose, untere Körperhälfte Vorherrschen der Spastik. Auch finden sich bei ihnen schwere Fehlstellungen der proximalen Gelenke, insbesondere der Hüftgelenke. Hingegen führen reine Formen von Athetose nicht zu Kontrakturen.

Sonderformen der Mischbilder:

- spastisch-athetotische Zerebralparese bei Mikrocephalus
- spastisch-athetotische Zerebralparese nach Enzephalitis
- Hemiparese mit Ataxie nach Schädel-Hirn-Trauma.

Kinder mit angeborenem oder erworbenem Mikrozephalus können sich ausschließlich als hypoton und retardiert zeigen.
Sind sie aber von Zerebralparese betroffen, so ist eine hochgradige Tonussteigerung typisch. Diese gehört zwar in den Formenkreis der Athetose, zieht Kopf- und Rumpfkontrolle jedoch nur wenig in Mitleidenschaft. Die Arme neigen zur flektierten Haltung, so daß man in der älteren Literatur den Begriff der doppelseitigen Hemiplegie findet. Dieses deutet auf schwere Mängel in der Hirnreifung. Es besteht dann kein Unterschied im Schweregrad der Behinderung der verschiedenen Körperregionen.

Die generalisierte Hirnschädigung durch Enzephalitis führt in vielen Fällen zu Mehrfachbehinderung, so in motorischer Hinsicht sowohl zur spastischen Lähmung als auch zur Athetose.
In den ersten Wochen der Erkrankung dominiert die Muskelhypotonie. Bei zunehmender Genesung bilden sich spastische oder athetotische Muster aus. Die Prognose ist für diese Kinder im allgemeinen ungünstig.

Zustände nach Schädel-Hirn-Trauma führen meist zu den halbseitig ausgeprägten senso-motorischen Ausfällen. In 90% der Fälle treten gleichzeitig zerebelläre Ataxien auf. Dabei sind die ataktischen Symptome häufig ebenfalls halbseitig betont, wobei nicht selten davon

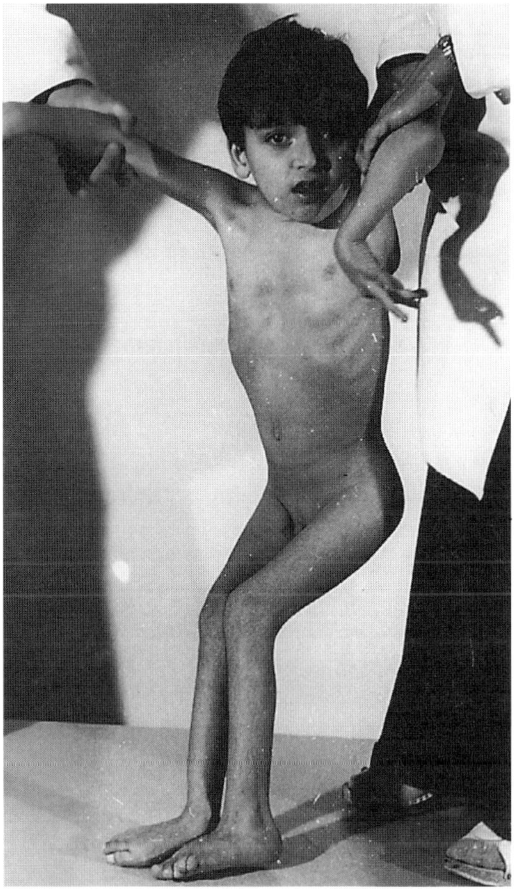

Abb. 6: Mischform einer Spastik mit Athetose. Der haltlose Schultergürtel und die Fehlbewegungen der Hände entsprechen der Athetose, desgleichen die schwere Asymmetrie des Hüft-Beckengürtels. Die Kontrakturen sind Ausdruck der Spastik.

die andere Körperhälfte betroffen sein kann. Das motorische Handicap wird durch die schwere halbseitige Ataxie mit Intentionstremor ausgeprägter bestimmt als durch eine reine Spastizität. Betrifft die ataktische Symptomatik z.B. die nichtspastische Körperhälfte, dann zwingt diese Situation den Patienten dazu, mit seiner spastischen Hand zu manipulieren.

IV.

Nichtmotorische Begleitstörungen

Obwohl das Gehirn als Ganzes gesehen wird, regelt es bestimmte Funktionen von unterschiedlich lokalisierten Regionen aus. Die Zuordnung bestimmter Hirnleistungen zu bekannten und erforschten Hirnarealen ist nach wie vor gültig, muß aber beim jungen, noch unreifen Gehirn relativiert werden.
Bei zerebralparetischen Kindern rechnen wir mit folgenden zusätzlichen Störungen:

□ Intelligenz- und Integrationsdefizite	65–75 %
□ Anfallsleiden	20–30 %
□ Sehstörungen	ca. 50 %
□ Hörstörungen	1– 2 %
□ Störungen des Spracherwerbs	ca. 50 %
□ Gefühlsstörungen	60–70 %
□ Verhaltensstörungen	
□ vegetative Störungen.	

Intelligenz/Integration

Neben der Sprache macht die Fähigkeit zu intelligentem Verhalten die wesentliche menschliche Eigenart aus. Aus diesem Grund sind Reduktionen in der Intelligenzentwicklung schon immer – vielleicht unterbewußt – als Abqualifizierung gesehen worden, so daß die Bezeichnungen für Minderbegabung häufig den Wert von Schimpfworten haben. Diese Abwertung führt leicht zur Ablehnung. Um diesem Tatbestand in Fachkreisen zu entgehen, fand man immer neue Bezeichnungen, kognitive Fähigkeiten exakter quantifizieren zu können und trug

damit zur Durchsetzung der Forschungsergebnisse bezüglich des menschlichen Gehirns bei.
Deshalb sind die früher geläufigen Bezeichnungen von »Debilität« oder »Idiotie« heute nicht mehr möglich, vielmehr wird auf die Tatsache der Defizite in der Wahrnehmungsverarbeitung hingewiesen. Dennoch sollte sich der nichtpädagogische Betreuer im klaren sein, daß die heute gängige Diagnose einer schweren Störung in der Wahrnehmungsintegration gleichbedeutend ist mit den früher festgestellten Mängeln der Intelligenzentwicklung.
Bekanntlich wird der Begriff »Intelligenz« ohnehin gern relativiert, obwohl dies vom Nichtpädagogen als wissenschaftliches Streitobjekt betrachtet werden muß, da jeder Laie die unterschiedlich ausgeprägten Leistungsfähigkeiten des Gehirns alltäglich in seiner Umgebung erlebt.
Die Entwicklung der Intelligenz ist gebunden an die Fähigkeit zur Wahrnehmungsverarbeitung. Es gibt bis heute noch kein allgemein gültiges System der unterschiedlichen intellektuellen Fähigkeiten: sicher abgrenzen lassen sich die Leistungen des Gedächtnisses (Kurzzeit, Langzeit), der Sozialentwicklung (Anpassung an die Umgebung und die Lebensgewohnheiten des Alltags), der sprachlichen Äußerungen und der Ratio. Letztere aber untergliedert sich in Teilaspekte, was mit verschiedenen Intelligenztestungen zu erfassen versucht wird. Allerdings werden auch diese kritisch betrachtet.
Bei Kindern mit der Diagnose »IZP« sind oftmals die Möglichkeiten von Gedächtnis und Sozialentwicklung relativ gut erhalten. Häufig treffen wir auch auf verblüffend gute Möglichkeiten des sprachlichen Ausdrucks. Demgegenüber sind die Defizite in der Ratio unter Einbußen der Wahrnehmungsverarbeitung meistens vorherrschend. Die Kinder sind nur schwer in der Lage zum Vergleichen, Abschätzen oder Einordnen, es fällt ihnen schwer, logische Folgerungen zu ziehen, und sie können kaum abstrahieren. Schon früh zeigen sich Schwierigkeiten bei den Arbeiten des Formen-, Größen- und Mengenvergleichs. Die Kinder können selten malend gestalten oder konstruktiv spielen.
Der Erhalt der sprachlichen Fähigkeiten ist bei Kindern mit Hydrocephalus besonders hervorstechend.

Anfallsleiden

Anfallsleiden sind in den ersten Lebensjahren häufig, besonders gilt dies für die gefürchteten Blitz-Nick-Salaam-Anfälle. Die Anfallsleiden sind i.d.R. medikamentös beherrschbar, leider gilt dies nicht für alle Fälle. Andauernde, gehäufte Krampfanfälle machen therapeutische Bemühungen zunichte. Auch können hochdosierte antiepileptische Medikamente die Reaktionsfähigkeit des Kindes stark beeinträchtigen. Auch aus diesem Grund ist die enge Zusammenarbeit mit dem Neuropädiater erforderlich.

Sehstörungen

Die häufigste Störung ist das Schielen. Da es auch bei gesunden Kindern vorkommt, wird es häufig nicht als ernstzunehmende Störung angesehen. Dabei wird nicht berücksichtigt, daß Schielen monokulares Sehen bedeutet und die Sehfähigkeit des einen Auges im Laufe der Jahre erlischt, wenn keine fachspezifische Behandlung erfolgt. Die Kinder gehören also in Diagnostik und Therapie in die Hände von Augenärzten und müssen evtl. – ebenso wie gesunde Kinder – rechtzeitig vor der Einschulung operiert werden. Die Indikation zum operativen Eingriff stellt der Augenarzt, d. h. bei Fällen schwerer Sehschwäche wird ein korrigierender Eingriff entfallen.
Für die Brillenversorgung aufgrund von Linsenstörungen wird genau so wie bei gesunden Kindern verfahren.
Außerordentlich häufig findet sich die **zentrale Sehschwäche**. In leichteren, beide Augen betreffenden Fällen kann sie unbemerkt bleiben. Erst bei den schwereren Formen beobachten z. B. die Eltern bei ihren Säuglingen eine Bevorzugung von akustischem Spielmaterial gegenüber optischem Material. Dies pflegt sich im Lauf der ersten Lebensjahre zu relativieren. Der Betreuer kann jedoch durch Rückfragen bei den Eltern die Schlußfolgerung auf die Sehschwäche ziehen. Auch schwere Formen der Sehschwäche bedeuten keine Blindheit. Die Sehschwäche kann mit Nystagmus einhergehen.
Die komplette Blindheit (Amaurosis) ist selten und fast nur bei Schwerbehinderung anzutreffen.

Hörstörungen

Doppelseitige Hörstörungen sind selten, einseitige werden wahrscheinlich häufig verkannt. Die Hörstörungen beziehen sich stets auf den Hochtonbereich. Gehörbedingte Sprachbehinderungen finden wir bei der IZP sehr selten.

Störungen des Spracherwerbs und des Sprechens

Abgesehen von den seltenen akustisch bedingten Sprechbehinderungen finden wir bei den IZP-Kindern – insbesondere bei solchen mit Athetose – die motorische Sprechstörung der Dysarthrie. Sie resultiert aus der mangelhaften Bewegungskontrolle von Kehlkopf, Lippen und der Zunge. Das Sprechen des Athetotikers muß aus dem Brustraum entwickelt werden und ist auch schwer verständlich. Schwerbehinderte Athetotiker sind eventuell gänzlich sprechunfähig.
Sprachentwicklungsstörungen nach Schädel-Hirntraumen kommen in seltenen Fällen vor und sind prognostisch sehr ungünstig.
Die verzögerte Sprachentwicklung erweckt beim Kleinkind zunächst Verdacht auf psycho-intellektuelle Retardierungen. Spracharmut oder Zweisprachigkeit des häuslichen Umfelds können aber auch die Ursachen sein.

Störungen der Oberflächen- und Tiefensensibilität

Gefühlsstörungen manifestieren sich eindeutig bei Hemispastik, sind aber offenbar bei doppelseitigen Bildern nicht weniger häufig. Sie lassen sich beim Säugling nur durch Aufzeichnung somatosensibler evozierter Potentiale nachweisen. Beim älteren Kind kann man Testverfahren, z. B. die Zweipunktediskrimination oder die Stereognosie (Erkennen von gefühlten Kleingegenständen) anwenden. Die Oberflächensensibilität hat große Bedeutung für die Handfunktion. Für die Gesamtmotorik ist die Tiefensensibilität wesentlich: Muskel- und Gelenkrezeptoren vermitteln dem Gehirn ein wechselnd angepaßtes Haltungs- und Bewegungsbild, welches für die steuernde Kontrolle unentbehrlich ist. Leider lassen sich diese tiefensensorischen Qualitäten nur sehr indirekt diagnostizieren, so daß sie in der motorischen Therapie öfters übersehen werden.

Verhaltensstörungen

Diagnose und Therapie von Störungen des Verhaltens fallen in den Aufgabenbereich des Psychologen. Gemeint sind Konzentrationsmängel, eingeschränkte Fähigkeit zur Exploration, Frustrations- bzw. Belastungsintoleranz, Ängste, Antriebsstörungen, Perseveration. Da diese Störungen sich in einer typischen Verteilung häufig wiederholen, dürfte es sich um hirnorganische Defizite handeln. Das Verhalten der Umgebung, insbesondere der Familie und der Mutter, haben aber einen nachhaltigen Einfluß darauf, so daß ungeschickte oder gar falsche Verhaltensweisen der Umwelt die Störungen vergrößern und vertiefen. Besonders häufig sind vonseiten der Eltern Fehlverhalten der Überschützung und der Deprivation. Diese haben beim Behinderten Unselbständigkeit, Unzufriedenheit, mangelhaftes Selbstbewußtsein, übersteigertes Anspruchsverhalten und Kontaktschwäche, neben anderen Schwierigkeiten, zur Folge. Psychologisch geschulte Beratung und Betreuung ist deshalb für jede Behindertenfamilie zu wünschen. Das bedeutet keineswegs immer die Hinzuziehung eines Fachpsychologen, vielmehr ist Vertrautsein aller Betreuer mit diesen Fragen wünschenswert, die dann auch die seltenen Fälle, wo psychologische Fachbetreuung erforderlich ist, erkennen und veranlassen mögen.

Vegetative Störungen

Störungen des Schlafens, der Temperaturregulation, des Schwitzens, der Hautdurchblutung, der Blasen- und Darmtätigkeit und des Appetits sind auch bei gesunden Kindern häufig.
Bei Behinderten treten schweregradabhängige Wachstumsdefizite und öfter anzutreffende Störungen in der Sexualentwicklung dazu.
Vegetative Störungen sind im allgemeinen mehr lästig als gravierend, so daß sie selten zu vorrangigen Symptomen werden, noch die Allgemeinsituation der Kinder wesentlich zusätzlich belasten. Die Betreuung dieser Störung liegt immer in den Händen des Kinderarztes.

Motorische Relevanz der nichtmotorischen Begleitstörungen

Schwere Störungen der Wahrnehmungsverarbeitung beeinträchtigen die Entwicklung der Motorik nachhaltig. Die Beziehung ist so eng, daß bei Kindern, deren Defizit ausschließlich auf dem intellektuellen Sektor liegt, das motorische Entwicklungsstadium zum Spiegel des nichtmotorischen wird: ein dreijähriges Kind mit der Wahrnehmungsreife eines halbjährigen kann sich auch nur wie ein halbjähriges bewegen.

Motorisch behindernd sind auch schwere Sehstörungen, die es dem Kind nicht erlauben, die Hände vom Boden oder von festen Gegenständen zu lösen. Gefühlsstörungen verhindern die steuerungsnotwendigen Rückmeldungen und behindern wahrscheinlich die Regulation des Muskeltonus.

V.

Beurteilung und Symptome des zerebralparetischen Säuglings und Kleinkindes

Im allgemeinen ist der Kinderarzt Primärbehandler des jungen Kindes mit I.Z.P., so daß die Diagnose bei typischem Verlauf der Erkrankung zumindest verdachtsweise im Rahmen der pädiatrischen Vorsorgeuntersuchung gestellt wird. Im ersten Lebenshalbjahr sind die etwaigen Symptome recht häufig und deshalb in ihrer diagnostischen Wertigkeit außerordentlich vorsichtig zu interpretieren, da die Mehrzahl der symptombehafteten Kinder gesund wird.

□ Zur Vorgeschichte

Junge Säuglinge gelten oft schon durch ihre Vorgeschichte als risikobelastet durch Besonderheiten von Schwangerschaft und Perinatalzeit:

- □ Schwangerschaftsprobleme
- □ Frühgeburt
- □ niederes oder abnorm hohes Geburtsgewicht
- □ komplizierter Geburtsverlauf
- □ postnatale Asphyxie/niedere Apgarwerte
- □ verlängerter Klinikaufenthalt aus unterschiedlichen Gründen.

In den ersten Lebenswochen fällt das gehirngeschädigte Kind möglicherweise auf durch:

- □ gestörtes Fütterungsverhalten
- □ abnorme Schläfrigkeit oder Unruhe

- □ Unzufriedenheit
- □ Schreien aus unklärbaren Ursachen
- □ Zuckungen
- □ schlechte Tröstbarkeit (*Abb. 7*)
- □ schlechtes Anschmiegen an den mütterlichen Körper
- □ fehlendes Erwachen der Aufmerksamkeit für die Umgebung
- □ einseitig bevorzugtes akustisches vor optischem Interesse.

Die letzte Frage ist wichtig für die Verdachtsdiagnose einer Sehbehinderung. Ab dem 4. Lebensmonat erkennt das Kind seine Mutter.

In der **körperlichen Beobachtung** fallen folgende pathologische Züge auf (*Abb. 8*):

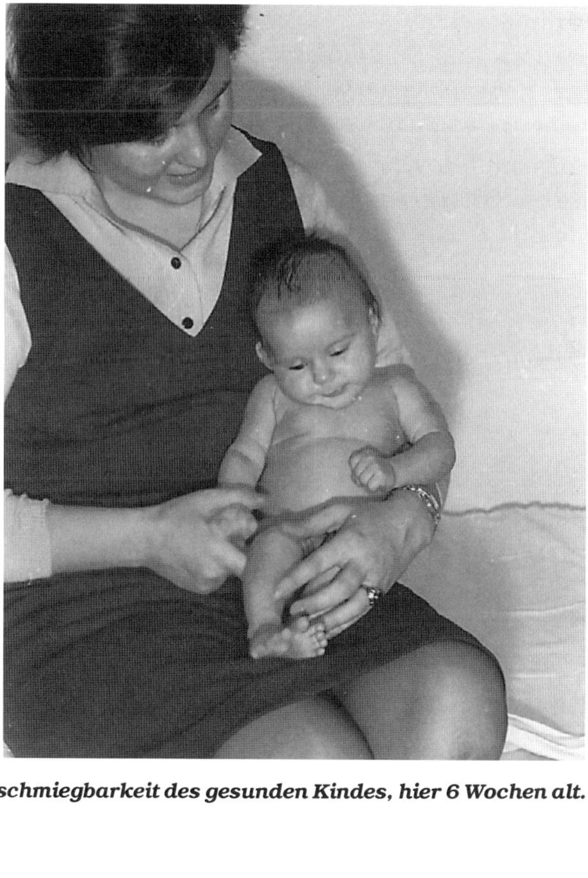

Abb. 7: Anschmiegbarkeit des gesunden Kindes, hier 6 Wochen alt.

- Neigung zu Opisthotonus
- konstantes Fausten nach dem 2. Monat
- asymmetrische Körperhaltung nach dem 3. Monat
- schlecht tonisierte Bauchmuskulatur
- vermindertes Bewegen der Beine
- schablonenhafte Gleichförmigkeit der Beinbewegungen
- Strecktendenz der Beine besonders bei Erregung.

Durch die manuelle Untersuchung sind weitere Auffälligkeiten feststellbar:

- Muskelschlaffheit mit abnorm breitflächigem Aufliegen des Körpers
- Hypertonus, der sich bei passiven Bewegungen konstant zeigt
- Widerstand der Adduktoren- oder Ischiokruralenmuskulatur beim Spreiztest mit gestreckten Knien
- aktive Fußdorsalextension durch Stimulation des Fußes bei gestrecktem Knie
- auslösbare Pro- und Supinationsbewegungen bei Stimulation der Fußränder, Zeheneinzelbeweglichkeit bei Stimulation derselben, z. B. mit einer Stiftspitze.

Die Muskeleigenreflexe sind beim Säugling physiologischerweise verbreitert, ihre Seitendifferenz schlecht zu ermitteln, weshalb sie wenig aussagefähig sind.

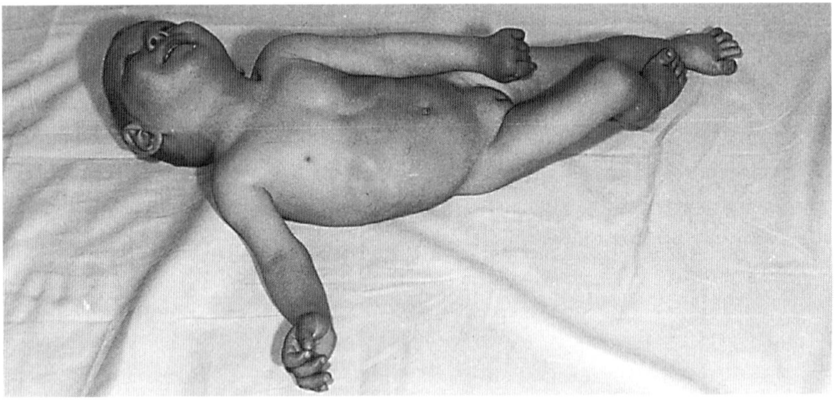

Abb. 8: Säugling mit schwerer zentraler Koordinationsstörung mit Opisthotonus, asymmetrisch-tonischem Halsreflex, Adduktion der Beine.

Provokative Tests

Von den sieben Lagereaktionen des Säuglings nach Vojta (vgl. *Abb. 9*) ist der Seitlageversuch mit Abstand der ergiebigste: Der in Seitlage in der Luft gehaltene Säugling darf in keinem Stadium schlaff über die

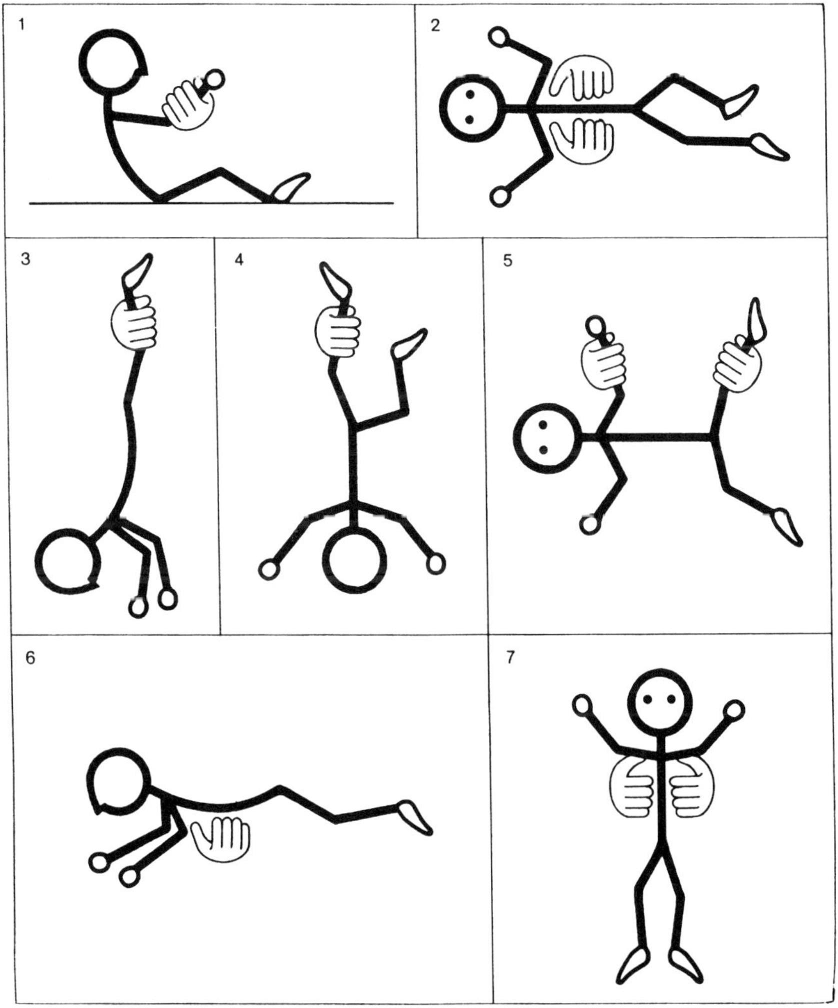

Abb. 9: Ausgangshaltungen für die Provokationstests nach Vojta.

Untersucherhand hängen. Wenn die Beine dazu starr gestreckt werden und die Arme kaum verändert, liegt immer ein behandlungsbedürftiger *pathologischer Zustand* vor. Meine Erfahrungen mit den Tests nach Vojta lassen *keine* Schweregraddiagnostik durch die Anzahl der pathologischen Tests zu. Auffällig ist im *Seitlageversuch* auch ein Beibehalten der Abwärtsrichtung des Gesichts unter Streckung der gesichtsseitigen Extremitäten nach dem 3. Monat.
Ebenfalls ergiebig ist der **Traktionstest** (Aufziehen zum Sitzen): die Kopfmitführung gelingt schon im 3. Monat, im vierten geht der Kopf voran, die Beine winkeln sich ab 3. Monat an und ab 4. Monat zeigt der Bauch Querfalten, da das Kind aktiv mithilft, zum Sitzen zu kommen. Aus dem gleichen Impuls zeigt es ab 6. Monat Hüftbeugung und Kniestreckung in Vorausnahme des Langsitzes. Komplette Ellenbogenstreckung beim Aufziehen oder rechtwinkliges Abknicken des Kopfes nach hinten ist schon beim Neugeborenen pathologisch.
Nicht weniger wichtig als die provokativen Tests sind die Beobachtungen der *altersabhängigen*

motorischen Stadien der Kontrolle

- spätestens mit 8 Tagen hebt das Kind in Bauchlage für einen Moment den Kopf (*Abb. 10*).

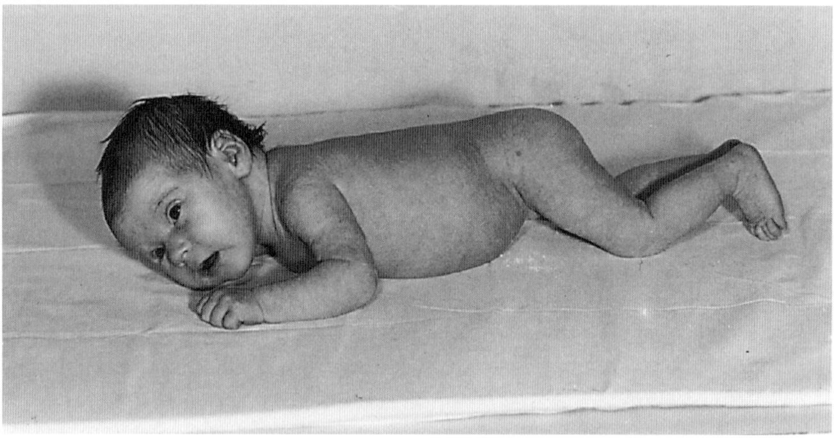

Abb. 10: Gesunder Säugling, 2 Wochen alt, Beugetonus, beginnendes Kopfheben und Fixieren.

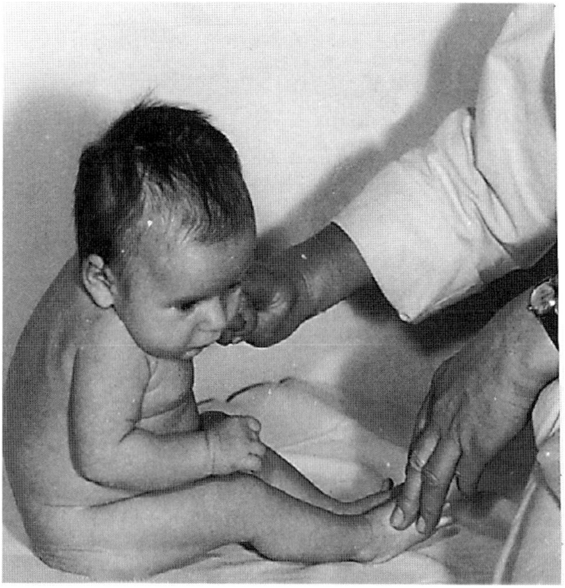

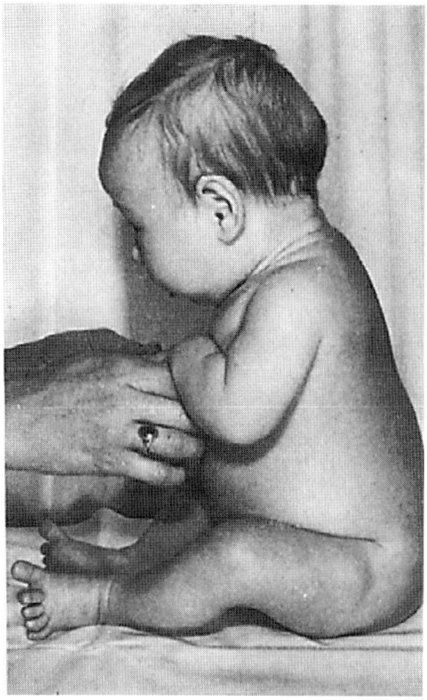

Abb. 11 (links): Gesunder Säugling, 6 Wochen alt, runde Sitzhaltung in der Form einer 6.

Abb. 12 (rechts): Gesunder Säugling, 4 Monate alt, volle Kopfkontrolle, Rükken im gehaltenen Sitz bereits gestreckt.

- mit 4 Wochen fixiert das Kind ein nahes Gesicht, zeigt Kontaktlächeln.
- mit 6 Wochen verfolgt das Kind ein Gesicht zur Seite, runder Sitzrücken (*Abb. 11*).
- mit 8 Wochen hält das Kind den Kopf bei Rückenlage überwiegend in der Mitte, kann ihn aus Bauchlage um mehr als 45° abheben.
- spätestens mit 3 Monaten hilft das Kind beim Überrollen aus Rükkenlage zur Bauchlage mit, wenn der Untersucher es dabei an den Knien faßt (sehr relevant!!).
- mit 4 Monaten aus Bauchlage sicherer Unterarmstütz, Erheben des Kopfes in die Senkrechte, dabei gleichmäßige Rückenstreckung. Beim gehaltenen Sitz meist gerader Rücken. Beginnendes Greifen (*Abb. 12*).
- mit 5 Monaten selbständiges Überrollen aus Rückenlage zur Bauchlage. Im Sitz wird beim Seitwärtskippen und Fixation des Beckens ein beginnendes Abstemmen des tieferstehenden Arms beobachtet,

der Oberkörper richtet sich in die Senkrechte, das Greifen ist sicher (*Abb. 13*).

- □ mit 6 Monaten Streckstütz in Bauchlage. Im Sitz selbständiges Stützen nach vorn (konstantes Fallen nach hinten aus Sitz immer pathologisch!). Im Stand momentanes Gewichttragen, manchmal in der Form von Hüpfbewegungen (*Abb. 14*). Gleichzeitiges Halten von zwei Gegenständen, in beiden Händen.

Wenn sich im Alter von einem halben Jahr die motorische Kontrolle altersgemäß entwickelt hat, kann man den Risikosäugling prognostisch günstig beurteilen, mehr als eine minimale IZP ist dann nicht zu befürchten.

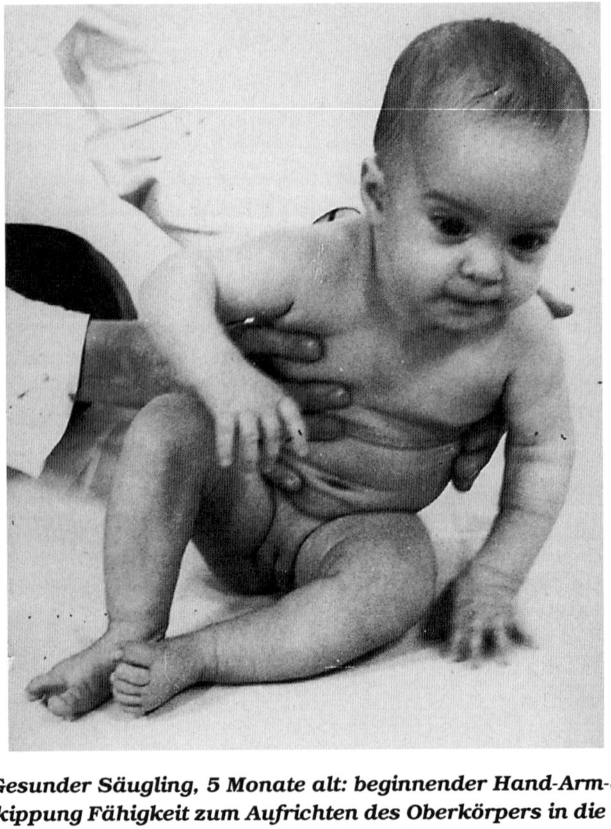

***Abb. 13:** Gesunder Säugling, 5 Monate alt: beginnender Hand-Arm-Stütz, aus Seitwärtskippung Fähigkeit zum Aufrichten des Oberkörpers in die Senkrechte.*

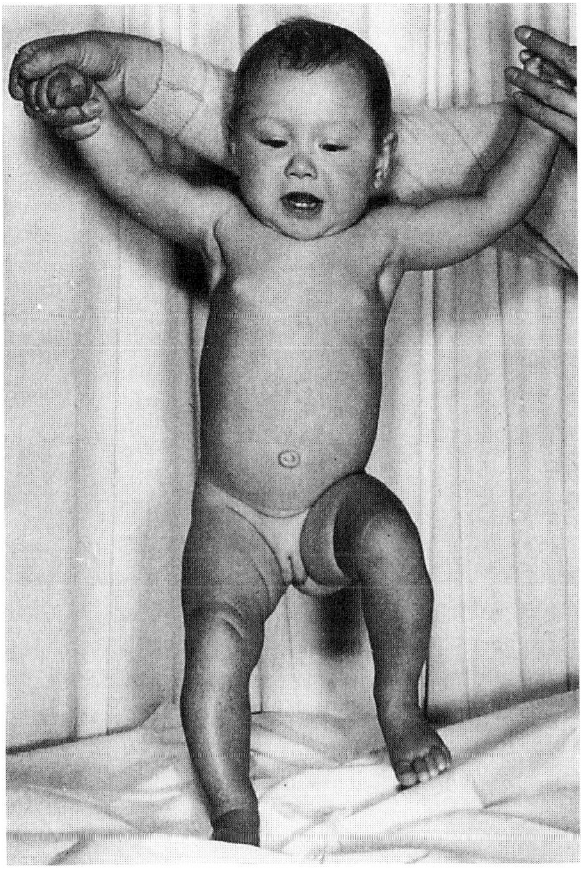

Abb. 14: Gesunder Säugling von 6,5 Monaten: beginnende aktive Gewichtübernahme auf die Beine.

Spielbeobachtung

Im Zeitraum zwischen 6 Monaten und 2 Jahren ist die Untersuchung des Kindes häufig zeitaufwendig. Besonders bei erster Annäherung empfiehlt es sich, das Kind zunächst aus der Ferne zu beobachten und die Berichte der Eltern anzuhören. Es sollten nur wenige, aber immer die gleichen Spielmaterialien verwendet werden, wodurch die Sicherheit in der Beurteilung begünstigt wird:

- Zwei gleichartige Rasseln oder Glöckchen (Greif- und Festhaltemöglichkeit, Erfassen der Funktion, gleichzeitiges Halten)
- Zuckerperlchen (Pinzettengriff ab 9. Monat)
- Spardose mit Spielgeld ab 18. Monat (Rechts-Links-Dominanz, feines/grobes Greifen, Tremor, Pro-/Supinationsmöglichkeit durch Verdrehen des Dosenschlitzes zum Kind hin.
- Bauklötze (Turmbau ab zwei Jahre)
- Formenkasten oder Formenbrett (ab zweieinhalb Jahre)
- Malblätter und Stifte
- Erstlingsbilderbuch und je eins für Drei- bzw. Fünfjährige
- bunter Gummiball.

Um den Eltern zu zeigen, was man von ihrem Kind will, ist es günstig, eine flexible Puppe zu benutzen.

Haltung und Bewegung

Es ist besser, die Möglichkeiten des Kleinkindes vor dem Auskleiden zu beobachten: Kann es robben, sitzen, streckt es im Sitz die Knie (7–8 Monate), krabbelt es auf allen Vieren (9–10 Monate), kann es den Kniestand freihändig einhalten, sich an Gegenständen hochziehen und daran entlanggehen (10 Monate), Kniegang freihändig ausführen (11–12 Monate), frei stehen und gehen (12–15 Monate).
Die Qualitäten des Ganges sollte man auch dann beobachten, wenn man das Kind dabei an den Händen halten muß. Zum freien Gehen hingegen wird das Kleinkind am ehesten motiviert durch Spielzeug, wie einen Ball o. ä. oder durch den lockenden Zuruf der entfernt stehenden Eltern. Werden der freie Gang und das Laufen beherrscht, wird auch das Steigen und Springen an einer Treppe beobachtet.
Bei Vertrautsein des Kindes mit der Umgebung und den Spielzeugen gelingt es meist eher, es zu entkleiden.

Beobachtungen am entkleideten Kind

Bereits die Inspektion der Spontanhaltung in *Rückenlage* macht bestehende Haltungsasymmetrien deutlich. Die flektierte, abduzierte Stellung der Arme ist nach dem ersten Lebensjahr nicht mehr physiologisch. Auch werden »Bohren« des Kopfes in das Kissen, die hyperlor-

dosierte Lendenwirbelsäule (Hohlkreuz), Tendenz zur Streckung und Adduktion beider Beine und letztlich Achsenabweichungen im Bereich der Füße erkannt.
Im *Sitz* erfolgt die Inspektion der Wirbelsäule, auch Auffälligkeiten im Lenden-Kreuzbeinbereich sind erkennbar. Im gehaltenen Sitz kann bei schwerbehinderten Kindern die unteraktivierte Bauchmuskulatur stark vorspringen.

Prüfung der passiven Beweglichkeit in den einzelnen Körperabschnitten

Im Bereich der oberen Extremität sind zwar Dehnungswiderstände festzustellen – insbesondere gilt dies für die Supination des Unterarms – selten jedoch Kontrakturen.
Die Prüfung der Hüftgelenksbeweglichkeit folgt dem orthopädischerseits üblichen Untersuchungsgang. Dabei richtet sich das Augenmerk intensiv auf die Muskulatur. Von der spastischen Tonussteigerung sind stets betroffen die Mm. ischiokrurales, Mm. adductores, den Mm. iliopsoas und die dorsale Unterschenkelmuskulatur. Die stärker betroffenen Kinder zeigen die Tendenz zur Überkreuzung beider Beine nur in Kombination mit der Kniestreckung. Deshalb untersucht man die Hüftgelenke am besten bei gestrecktem Kniegelenk, dies gilt sowohl für die Abduktion als auch für die Flexion. Die Hüftgelenksbeuge- und -streckfähigkeit wird wechselseitig geprüft. Falls die Mm. adductores bei der Abduktion aus Flexionsstellung einen erhöhten Tonus zeigen, besteht der Verdacht auf Komplikation seitens des Hüftgelenks.

Während die *passive Prüfung der Kniegelenksbeweglichkeit* seltener Probleme bereitet, können die Widerstände an den *Sprunggelenken* beträchtlich sein. Dies gilt insbesondere für das passive Bewegen der Sprunggelenke bei gestrecktem Kniegelenk und weist auf den erhöhten Grundtonus des M. gastrocnemius hin. Der Kalkaneus steht oft in Valgus- oder Varusfehlstellung. In den Zehengelenken überwiegt die Flexionsstellung. Flexion der Zehen und Plantarflexion/Supination des Fußes scheinen in einer gewissen Beziehung zueinander zu stehen.

Prüfen der aktiven Beweglichkeit

Die Differenz zwischen passiver und aktiver Beweglichkeit ist ein Kriterium für den Schweregrad der Behinderung. Auffälligkeiten, die bei der Beobachtung des spielenden Kindes noch nicht evident waren, kann man unter Stimulation provozieren, z. B. das Abduzieren beider Beine bei Berühren der medialen Kniegelenksseite, oder taktile Reize unter der Fußsohle, die eine Dorsalextension auslösen. Das Kind wird nach der Prüfung der passiven Beweglichkeit noch in freier Bewegung beobachtet. Jetzt können einige Symptome deutlicher werden, für die die Tonusprüfung bereits Hinweise gegeben hatte: asymmetrische Benutzung der Beine, Adduktionsstellung in den Hüftgelenken bei gestreckter Kniegelenksstellung, Gehen auf den Zehenspitzen und Zehenstand. Bedeutsam ist die Beurteilung der Hüftmuskelaktivität, zwar ist das Hüfthinken im Kleinkindalter undeutlich ausgeprägt, auffallend ist jedoch bereits früh die unzulängliche Hüftstreckung. Es ist hilfreich, das stehende Kind an einem Oberschenkel anzuheben. Dabei wird die Stabilität des tragenden Hüftgelenks sehr deutlich. Ist sie zufriedenstellend, kann auf ein Röntgenbild verzichtet werden.

In ihrer Insuffizienz verhalten sich der M. glutaeus maximus und die Mm. glutaei med. et min. vergleichbar, es besteht sowohl das Problem der Beckenabduktion als auch der Beckenextension.

Wenn das Kleinkind beim Hinstellen die gestreckten Beine adduziert oder überkreuzt, werden sich früher oder später Komplikationen der Hüftgelenke entwickeln. Das musterbedingte Stehen in Hyperextension in den Kniegelenken und Überkreuzen beider Beine und in Spitzfußstellung führt zum Reflexschreiten.

Im Gegensatz zum kontrollierten Gang ist dabei die synchrone Bewegung von Hüft- und Kniegelenk auf der Schwungbeinseite kennzeichnend. Das Standbein neigt schon früh zur Innenrotation. Da es sich um ein tonisches Muster handelt, ist das Gehen im Rahmen pathologischer Reflexe für das Kleinkind nachteilig, weil es im Laufe der Zeit die Spastik vermehrt. Das scheinbar gehwillige und -freudige Kind sollte vom Reflexschreiten abgehalten werden: *Vor dem Erwerb des freien Gehens steht der freie Stand.* Das Gehen mit Unterstützung wird möglichst nur in musterfreien Situationen geübt, z. B. als Seitwärtsgehen an Möbeln und Wänden entlang. Erst im Schulalter, wenn freies Gehen nicht mehr erworben werden kann, sind Übungen unter Hinnahme des Schreitreflexes an Barren oder Rollatoren erlaubt. Einzelgehstützen wie die geliebten Vierpunktstützen kommen eventuell für Kinder ab dem Kindergartenalter in Frage. Sie sind grundsätzlich nicht kontraindiziert, da sie die Balancenotwendigkeit der Kinder nicht ausschalten und dadurch tonische Muster hemmen.

Reflexe und Reflexmuster

Die Eigenreflexe des M. quadriceps femoris und des M. triceps surae zeigen Steigerung und Verbreiterung der reflexogenen Zone. Der von Vojta beschriebene Fersenreflex kann vielleicht auch als ein verbreiterter Triceps surae-Sehnenreflex gesehen werden. Es kommt zur gleichen Antwort bei Schlag des Reflexhammers auf die Fersenmitte wie bei der Dehnung der Achillessehne. Ebenso wie ein vom Oberschenkel aus auslösbarer Quadricepssehnenreflex muß dieser Fersenreflex als pathologisch eingestuft werden.

Tonische Reflexe

Primitivschablonen sind auch beim jungen gesunden Säugling zu beobachten. Sie sind jedoch passager und nicht tonisch. Erst ihre Persistenz und tonische Übersteigerung ist als Zeichen für IZP zu werten. Vor Ablauf des ersten Lebenshalbjahres können solche sogenannten Muster noch im physiologischen Bereich sein.
Der mit Abstand wichtigste und häufigste tonische Reflex ist die **assoziierte Reaktion**: bei körperlicher oder psychischer Beanspruchung kommt es zur Streckung-Adduktion-Innenrotation beider Beine und zur Beugung in den Gelenken der oberen Extremität. Diese Reaktion ist das führende Symptom des zerebralparetischen Kleinkindes schlechthin, während alle anderen Muster dagegen zurücktreten. Von Bedeutung sind dann auch

- **gekreuzte Beinreflexe,** die sich darstellen als Schreitreflex, Fluchtreflex unter schmerzempfindlicher Stimulation, gekreuzter Beuge-oder Streckreflex als Reaktion der Gegenseite bei passiver Streckung und Beugung eines Beines.

- **tonische Stützreaktion der Beine:** (*Abb. 15*) bei Annäherung des Kindes an den Boden kommt es schon vor dem Fußaufsatz zum Auf-

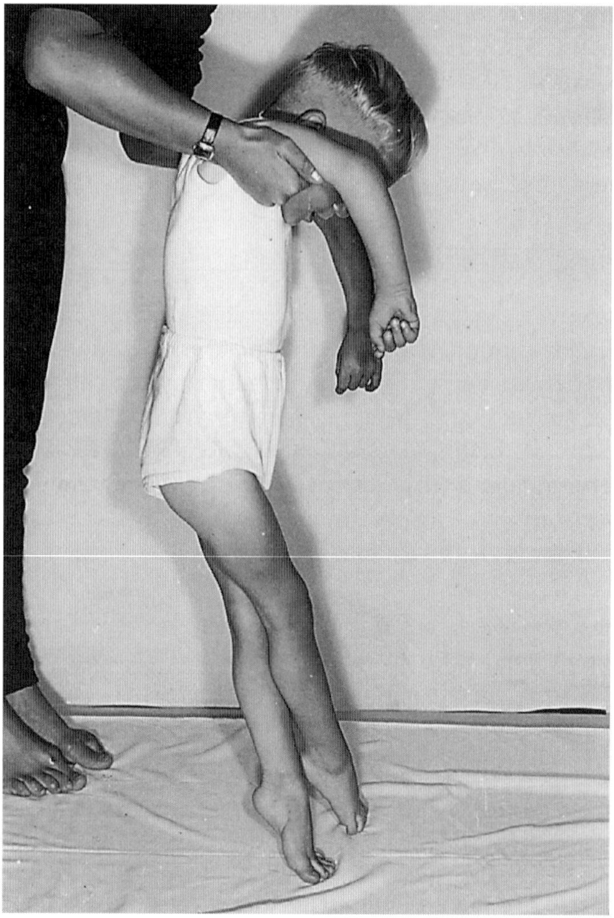

Abb. 15:** **Heftiges Strecken und Überkreuzen der Beine beim Anheben unter den Achseln. Hüftluxationsgefährdung. Hypotoner Grundtonus erkennbar am nachgebendem Schultergürtel.

treten einer Streckeraktivität der Beine mit Spitzfuß. Wenn keine Kontraktur besteht, sinkt nach einiger Zeit die Ferse zu Boden, der Fuß gerät dabei in Knickfußstellung.

Die bis jetzt genannten Reflexe sind *spinalen Ursprungs*. Sie kommen auch beim querschnittsgeschädigten Paraplegiker vor. Die folgenden *Reflexmuster supraspinalen Ursprungs* sind beim *Athetotiker* zu finden, beim Spastiker sprechen sie eventuell für eine athetotische Zusatzkomponente. Dabei handelt es sich um ATNR, STNR*, den Mororeflex sowie tonische Mund- und Greifreflexe. Diese Gruppe von Reflexen ist bekannter. Da sie für die Diagnose weniger aussagekräftig sind, sind sie bei einigen Untersuchern in Mißkredit geraten. Sie können aber in schweren Fällen das Bild bestimmen. Für jeden dieser Reflexe läßt sich eine phylogenetische Wurzel finden, womit sie ihren Charakter als archaische, tief eingewurzelte Ersatzmotorik zeigen.

- **asymmetrisch tonischer Halsreflex (ATNR):** bei Kopfdrehung zur Seite werden die gesichtsseitigen Extremitäten gestreckt und adduziert, die hinterkopfseitigen gebeugt. Die Halswirbelsäule wird hyperextendiert, die Augen wandern nach oben (*Abb. 16*).

- **Symmetrischer tonischer Halsreflex (STNR)** (*Abb. 17*): beim Heben des Kopfes erfolgt Streckung der Arme und Beugung der Beine (*»Wachhund-Häschensitz«*), beim Senken des Kopfes Beugung der Arme und Streckung der Beine. Die Augen machen die entsprechenden Bewegungen mit.

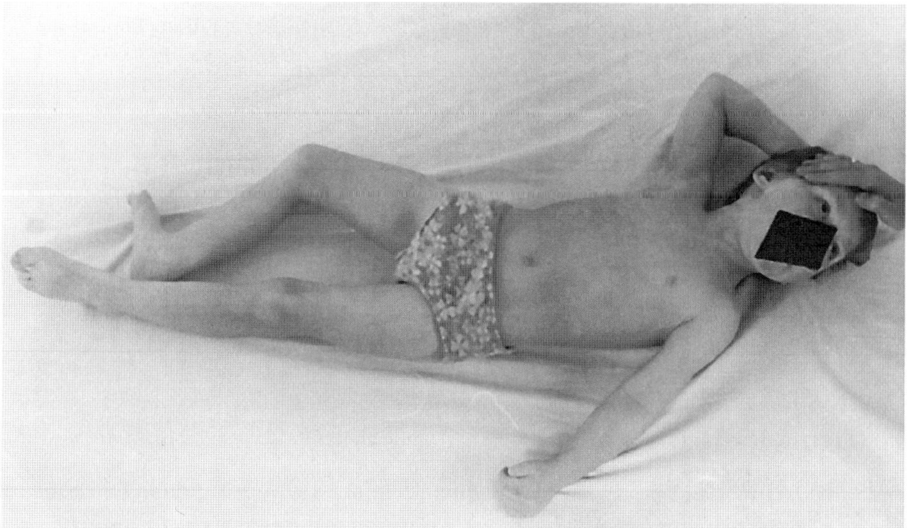

Abb. 16: Asymmetrischer tonischer Halsreflex: die Kopfwendung führt zur Streckung der gesichtsseitigen Extremitäten. Man beachte auch den Opistotonus sowie die aufwärts gewendeten Augen.

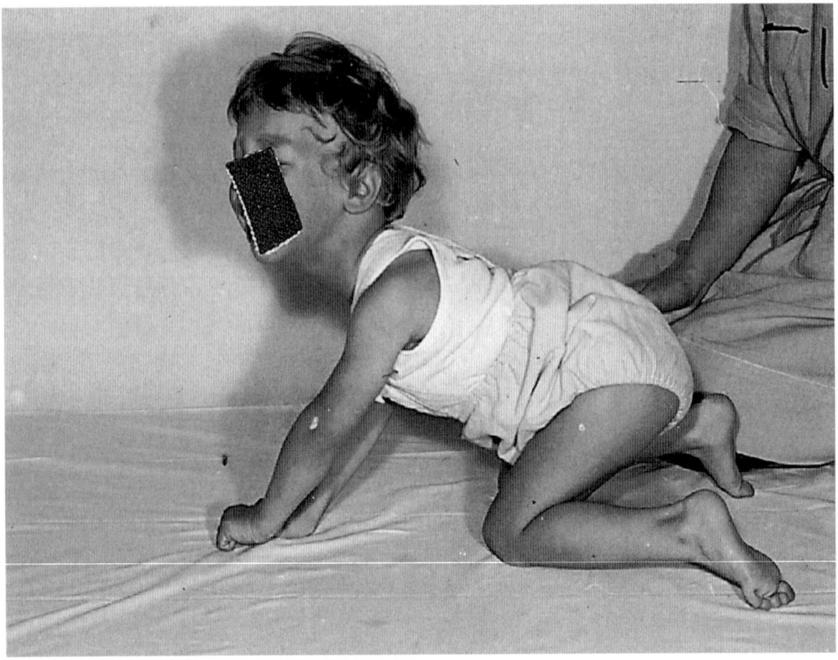

Abb. 17: Symmetrischer tonischer Halsreflex. In schweren Fällen kommt es zum Überkreuzen der Arme.

- **Tonischer Labyrinth-Reflex (TLR):** die Rückenlage führt zum totalen Streckmuster mit Ausnahme der Arme und Hände, die Bauchlage zum totalen Beugemuster.

Alle generalisierten tonischen Muster verlaufen an den Beinen identisch: stets geht das gestreckte Bein in Adduktion und Innenrotation, während die Beugung im Hüftgelenk diese Haltungen auflöst.

Lokale Reflexe

- **Moro-Reflex:** bei Schreck oder ruckweiser Bewegung des Oberkörpers »Hochfliegen« der gestreckten Arme mit gespreizten Fingern.
- **tonische Mundreflexe:** hier ist vor allem der *Babkin-Reflex* zu nennen, was das Mundöffnen bei Greifintentionen beinhaltet. Er ist jen-

seits des ersten Lebenshalbjahres immer beweisend für eine athetotische Bewegungsstörung und läßt spätere Störungen der Aussprache erwarten. Die *anderen Mundreflexe* wie Suchreflex, Saugreflex, Beißreflex und Zungenstoß sind vergleichsweise selten.

- **Tonische Greifreflexe** (*Abb. 18*): sie betreffen Hand und Fuß. Die betroffenen Hände können kaum gezielt eingesetzt werden, es besteht Grobgriff ohne Fähigkeit kontrollierten Loslassens.
  Der Fußgreifreflex erlöscht anders als alle anderen tonischen Muster erst nach dem ersten Lebensjahr. Er kann gelegentlich zu Schwierigkeiten in der Schuhversorgung führen.

Wenn diese supraspinalen tonischen Muster ab dem späten Säuglingsalter das Bild beherrschen, muß mit schwerster Behinderung und späterer Rollstuhlabhängigkeit gerechnet werden.

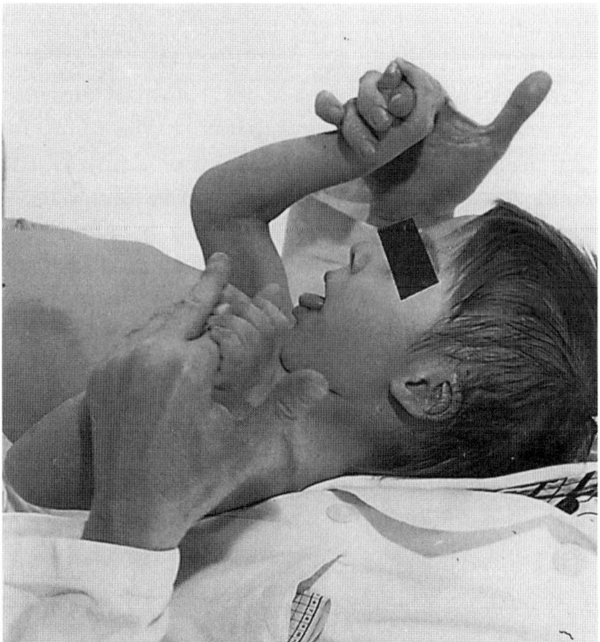

Abb. 18: Handgreifreflex sowie gleichzeitig tonisches Mundöffnen (Babkin-Reflex) bei Spannungsathetose.

Hilfsuntersuchungen

Die wichtigste Zusatzuntersuchung ist die *Röntgenaufnahme* der Hüftgelenke. Die Hüftluxationsgefahr ist schon im 2. Lebensjahr gegeben. Noch immer ereignen sich viele Hüftluxationen mehr oder weniger unbemerkt.
Nur im Säuglingsalter ist die Hüftbeurteilung durch *Ultraschall* hinreichend sicher, später trifft dies für die Erkennung beginnender Lateralisation nicht mehr zu. Eine Untersuchungsserie an mehreren hundert Kindern an der Orthopädischen Universitätsklinik Münster (van Elten, 1992) ergab Eintreten der Hüftluxation bei schwerbehinderten Zerebralparetikern im mittleren Alter zwischen drei und vier Jahren. Hüftluxationen betreffen fast 50% der Schwerbehinderten (ohne Fähigkeit zum selbständigen Krabbeln), weniger schwer Behinderten dagegen nur in 9% der Fälle.

Weitere Zusatzuntersuchungen werden in besonders gelagerten Fällen individuell angewandt. Bei unklaren Diagnosen sind neuropädiatrische Untersuchungen sehr oft im Rahmen eines stationären Aufenthaltes erforderlich. Blut- und urinchemische Untersuchungen, Elektromyogramm, Muskelbiopsie u. a. können dann erforderlich sein. Die bildgebende Darstellung des Gehirns durch *Computer- oder Kernspintomographie* kann indiziert sein, wenn z. B. die Ursache der Behinderung ganz unklar ist, oder humangenetische Fragen auftauchen. Gelegentlich besteht Verdacht auf *Progredienz der Behinderung*. Dies ist im Kindesalter schwer feststellbar, weil die noch bestehende Entwicklungspotenz die Progredienz von Symptomen aufheben kann. Bei der Beurteilung von Progredienz sind deshalb die Daten des Ersterwerbs eines motorischen Meilensteins hilfreich.
Selbstverständlich muß ein Kind mit evidenten *nichtmotorischen Begleitbehinderungen* (z. B. Anfallsleiden, Hör-, Seh-, Sprachbehinderung) auch durch die entsprechenden Spezialdisziplinen betreut werden. Allerdings ist ein Kind, welches nicht spricht, nicht stets ein Fall für die Sprachtherapie, denn es kann sein, daß eine schwere geistige Behinderung Ursache der Sprachlosigkeit ist.
Bei mittelschwer und schwer geschädigten Kindern sollte das Sehvermögen besonders beachtet und bei geringstem Verdacht fachärztlich abgeklärt werden.

VI.

Beurteilung und Untersuchung im Vorschul- und Schulalter

Anamnese und diagnostische Klassifikation treten in diesem Alter zurück. Auch ist das Kind meistens zu einer Kooperation in der Lage. Es ist gut, sich zunächst den bekleideten Patienten anzusehen. Sichtbar werden die typischen Haltungen und Bewegungen beim Gehen. Besonders wichtig ist die Beurteilung des Schuhwerks. Die Gangstrecke sollte mindestens sechs Meter betragen. Ist dies nicht gegeben, muß man auf einen Korridor ausweichen. Anschließend sollte das Gehen ohne Kleidung und Schuhe betrachtet werden. Sowohl beim gehaltenen als auch beim freien Gehen werden beobachtet:

- Armpendeln
- Beugehaltung der Arme
- Schwanken des Rumpfes, gerichtet oder ungerichtet
- mangelnde Hüftstreckung
- Adduktionsstellung der Hüftgelenke
- Trendelenburg-Hinken
- Innenrotationsstellung der Hüftgelenke
- Verdrehen einer Beckenhälfte aus der Frontalebene nach dorsal (dies entspräche einer einseitigen, mangelnden Hüftstreckung)
- verminderte Kontrolle des Kniegelenks
- Kniebeugung bei Fersenkontakt oder Auftritt des ganzen Fußes
- Spitzfußstellung
- Stellung der Rückfußachse
- Stellung des Vorfußes
- Stellung in den Zehengelenken
- Schrittlänge
- Gangrhythmus.

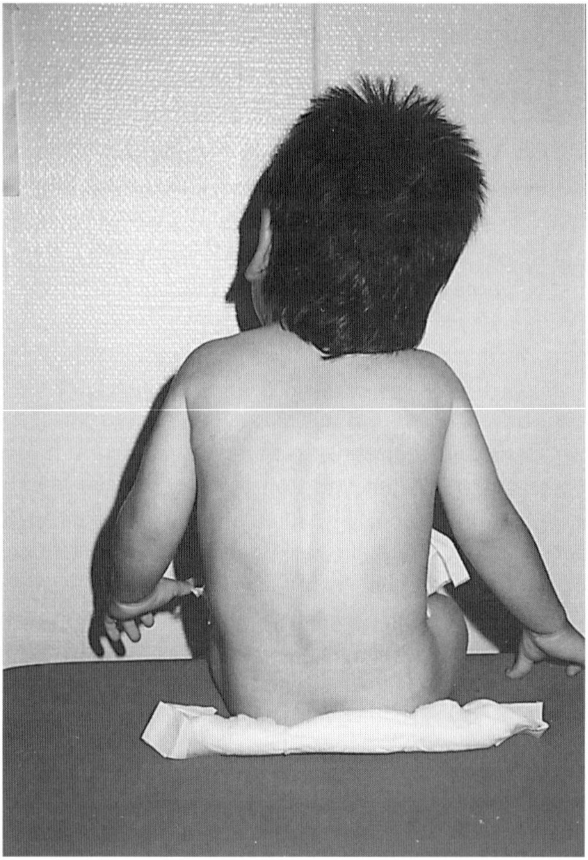

Abb. 19:* *Beginnende Skoliose, zunächst in C-Form.

Nicht geh-, aber krabbelfähige Kinder zeigen eventuell vermehrte Gewichtsübernahme auf die Arme oder Seitwärtsschwanken des Bekkens. Das häufige Häschenhüpfen ist Folge fehlender Gewichtsverlagerung auf eine Körperseite.

Beginnende Skoliosen zeigen sich besonders deutlich im Sitzen (*Abb. 19*).

Es ist günstig, auch die getragenen Schuhe zu besichtigen. Sie zeigen

deutlicher als die Untersuchungsdemonstration das kindliche Gebrauchsgehen: nicht nur Sohlen- und Absatzabrieb, sondern auch die Faltenbildung des Oberleders zeugen von den Ganggewohnheiten des Kindes. Sehr behinderte Kinder beobachtet man im Sitz auf der Liegenkante bezüglich Kopfkontrolle und Armabstützfähigkeit. Danach wird die Wirbelsäule aus tangentialem Blickwinkel besichtigt.
Bei der Untersuchung der Beine verfährt man wie im Kleinkindalter beschrieben (s. S. 43): die Beine überragen die Liegenkante und können nun beim aktiven und passiven Bewegen beobachtet werden.
Wie schon früher beschrieben, ist die Verkürzung der *Ischiokruralenmuskulatur* besonders auffallend. Sie bedingt nicht nur die Neigung zur Kniebeugung, sondern auch die mangelnde Hüftbeugung beim Langsitzversuch. Da sie medial vom Hüftgelenk verläuft, ist sie auch an der Einwärtsdrehfehlhaltung der Hüften stark beteiligt, nicht zuletzt trägt sie wesentlich zur Hüftluxationsentstehung bei.
Wenn ein Kind in Rückenlage bereits leicht gebeugte Knie zeigt, kann man sicher sein, daß sich dies im aufrechten Stand und Gang wesentlich verstärkt.

Erkennung einer Hüftluxationsgefährdung *(Abb. 20)*

Die Adduktoren sind oft nur endgradig verspannt. Wenn aber die Hüften bei gebeugten Knien nur um 45° oder weniger abspreizbar sind, besteht dringender Verdacht auf beginnende Luxation. Denn die Adduktoren scheinen sich erst sekundär bei Vorliegen einer Hüftinstabilität stärker zu verkürzen. Auch Studien im EMG zeigen, daß die so oft angeschuldigten eingelenkigen Adduktoren beim Spastiker kaum vermehrt aktiviert sind, da die Adduktionshaltung Folge der Tonussteigerung der ischiokruralen Muskulatur ist.
Von Hüftluxation bedroht sind bevorzugt

- schwerbehinderte Kleinkinder, die sich nicht auf allen Vieren fortbewegen können
- Kinder mit sehr schlaffem Muskelgrundtonus. Diese Kinder lassen manchmal die typischen Kontrakturen vermissen
- Kinder mit schweren Hüftbeugekontrakturen von 30° oder mehr
- Kinder, die schon im Liegen Tendenz zur Adduktion und Innenrotation zeigen.

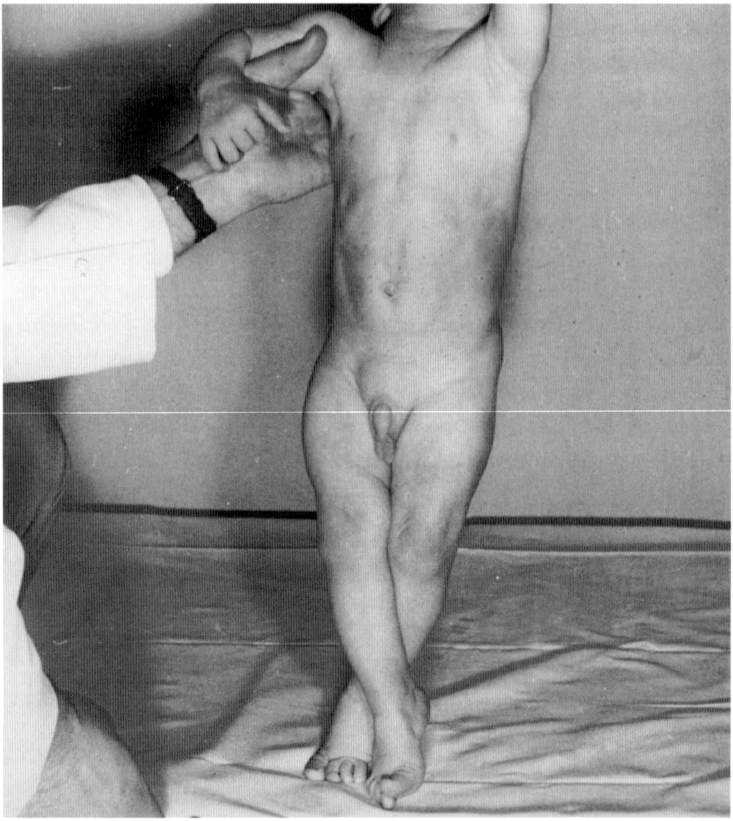

Abb. 20: 2jähriger Knabe im Stehversuch, Überkreuzen der Beine. Die Hüftkontur läßt bereits eine rechtsseitige Hüftluxation erkennen.

Kniebeugekontrakturen

Wenn ein Kind im Vorschulalter seine Knie im Stand nicht durchstrecken kann, muß man eine Zunahme der Kniebeugefehlhaltung befürchten. Sind im aufrechten Stand die Knie um 30° oder mehr gebeugt, besteht immer eine Operationsindikation, da man dann mit einer Progredienz rechnen muß. Dies kann durch konservative Maßnahmen jeglicher Art nicht beeinflußt werden. Eine Kniebeugekontraktur, die im Stand 30° beträgt, nimmt jährlich um ca. 10° zu. Das Kind kommt also binnen weniger Jahre an einen Punkt, an dem die Knie sein Gewicht nicht mehr tragen können. Wenn ein Kind mit Kniebeugekontraktur auf den Knien frei gehen kann, stellt dies eine absolute Operationsindikation dar. Das Alter von fünf bis sechs Jahren erscheint dazu optimal.

Spitzfüße

entstehen am häufigsten gegen Ende des ersten Lebensjahres. Wenn ein Kind im Kindergartenalter oder bei der Einschulung noch keinen Spitzfuß zeigt, wird dieser auch nicht mehr auftreten. Anders ist es allerdings mit einem einmal behandelten Spitzfuß, der durchaus rezidivieren kann.
Besonders spitzfußbegünstigend ist der Beginn des Laufens. Beim Hemiplegiker wird der nachteilige Effekt des Laufbeginns besonders deutlich: hatte das Kind bis dahin nur geringe Auffälligkeiten, so entsteht und verstärkt sich der Spitzfuß gerade beim ausgiebigen und freudigen Laufen des Anfängers innerhalb weniger Monate.
Beim älteren Kind im Vorschul- und Schulalter ist der Spitzfuß operativ behandlungsbedürftig, sofern er kontrakt ist und das Kind läuft.

Fehlhaltungen der Füße *(Abb. 21a–d)*

Sie sind beim Zerebralparetiker praktisch die Regel. Meistens handelt es sich um *Knickfüße*. Zwar ist es richtig, daß sie mit Talussteilstellung einhergehen, jedoch sind Knickfüße keineswegs immer aus aufgebrochenen Spitzfüßen entstanden. Beim Kleinkind können wir beobachten, daß der Fuß im Beugemuster dorsal extendiert werden konnte, aber dennoch in die Valgusstellung ging.
Knickfüße können den Spastiker ohne besondere Belästigung durch sein Leben tragen: der Fuß bleibt sehr lange weich, weil die kurze Fußmuskulatur insuffizient ist. Die meisten langen Muskeln zeigen erhebliche Spastizität. Zwar gibt man Schuh- und Einlagenversorgungen, um exzessive Valgisierungen zu verhüten, jedoch sind spätere Beschwerden selten.

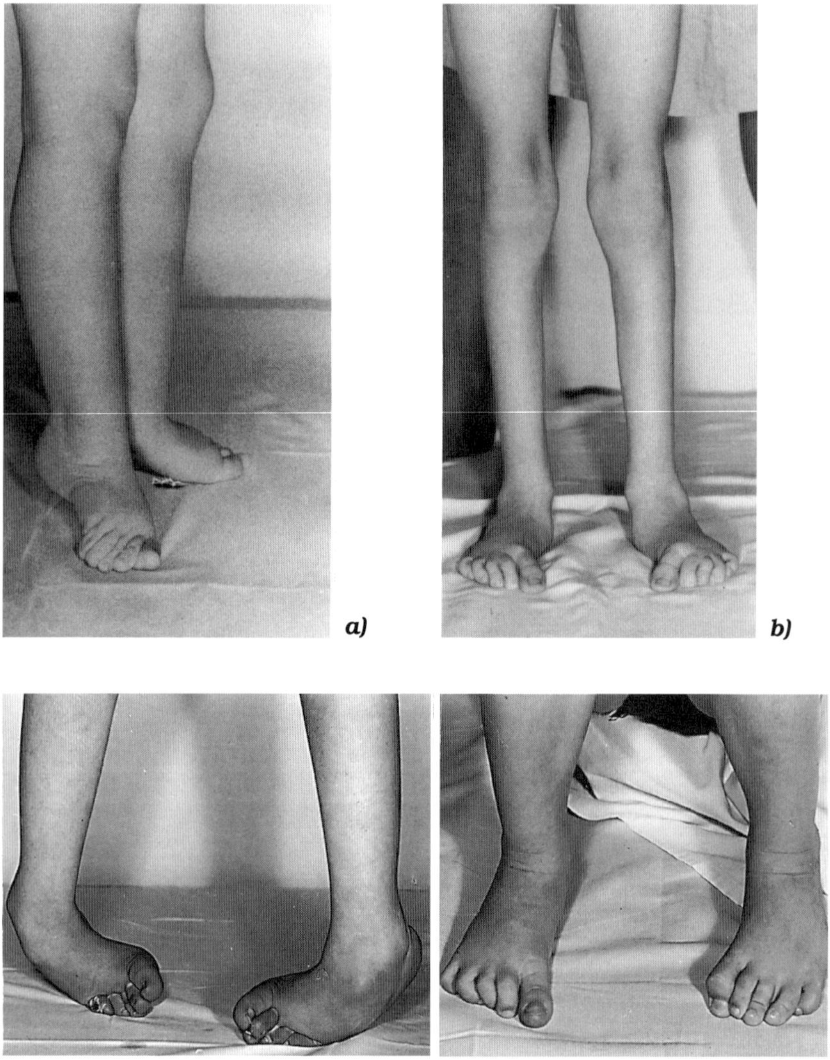

a) b)

c) d)

Abb. 21 a – d: Typische Fußfehlstellung bei zerebralparetischen Kindern:
a) – b) schwere beidseitige Spitz-Varus-Deformität,
c) schwere beidseitige Spitz-Valgus-Fehlstellung der Füße. Man beachte auch die Valgisierung aller Zehen.
d) Zeheneinkrallneigung, ist öfters Vorläufer für Spitzfußentwicklung.

Varusdeformitäten

finden sich am häufigsten bei Patienten mit Hemiplegie. Diese Deformität entwickelt sich etwas später als der Spitz-Knickfuß, erst im Kindergartenalter. Sie ist immer behandlungsbedürftig, da sie stark zur Verschlechterung tendiert. Wesentlich ist eine Kontraktur des M. tibialis posterior, es kommt aber später auch zur Medialverschiebung der Achillessehne, die die Fehlstellung dann unterstützt. Im Kindergartenalter ist die Deformität im allgemeinen konservativ behandelbar, besonders durch Gipsmaßnahmen, im Schulalter muß die Varusfehlstellung als Operationsindikation angesehen werden.
Bei eventuellen Operationsvorhaben ist Kontaktnahme zwischen Krankengymnast und Arzt besonders wichtig. Der konservative Therapeut hat oft eine Antipathie gegen operative Maßnahmen, weshalb eine Diskussion der gegenteiligen Denkansätze für beide Teile und vor allem für das Kind bedeutsam ist.

VII. Pathogenetische und neurophysiologische Bemerkungen

Genese und Ätiologie des frühkindlichen Hirnschadens

Zur Entstehung eines frühkindlichen Hirnschadens führen vielerlei Ursachen, die prä-, peri- oder postnatal einwirken. Weitaus am besten bekannt sind die Perinatalschädigungen, vor allem die des unreifen Frühgeborenen. Pränatale Verursachungen entziehen sich weitgehend der Diagnostik, ihre Häufigkeit wird aber heute von neuropädiatrischen Fachleuten als hoch eingeschätzt. Zwar gilt die infantile Zerebralparese nicht als eine genetisch fixierte Erkrankung, jedoch kann man in Familien, bei denen mehrere Kinder erkrankt sind, auffallende Ähnlichkeiten feststellen. Sehr oft ist dabei der gemeinsame Faktor die Geburtsunreife.

Der wichtigste *Schädigungsfaktor* ist die *Hypoxie*, die unter verschiedenen Voraussetzungen eingetreten sein kann. Sie führt zu einer Kette von Veränderungen, die letztendlich einerseits Blutungen, andererseits Blutleere, d. h. Infarkte, zur Folge haben. Weitere Faktoren sind septische oder chemische *Toxine* oder *vaskuläre Prozesse*, wie venöse Verschlüsse oder Rupturen von arteriellen Aneurysmen.

An *pränatalen Schädigungsmöglichkeiten* hinreichend bekannt ist der Mißbrauch von Alkohol, Drogen, Nikotin. Septische Erkrankungen, die zu Enzephalitiden oder Enzephalopathien des Foetus führen (Toxoplasmose, Zytomegalie) können oft erst postnatal festgestellt werden. Viel häufiger stellen sich pränatal geschädigte Kinder durch körperliche Fehlbildungen (Dysmorphien) dar, deren *Genese meist ungeklärt* bleibt.

Tab. 1: URSACHEN

pränatal (ca. 8–20%)	gehäuft mehrfachgeschädigte Tetraplegien sowie Ataxien
kombiniert prä- + perinatal (20–30%)	alle Diagnosen außer Ataxie, Athetosen
perinatal (30–50%)	gehäuft Athetosen, auch Spastik, Frühgeburt: Spastische Diplegie
postnatal (5–20%)	Entzündungen/Toxikosen: Tetraspastik – Mehrfachschädigung gehäuft vaskulär/hirntraumatisch: Hemispastik, Ataxie
unbekannt, evtl. genetisch (10–20%)	gehäuft Ataxien! Hemi- und Tetraplegie.

(*vgl. Feldkamp u. a., 1989*)

Postnatale Ursachen der IZP beobachten wir bei 6–10% unserer Kinder. Dabei handelt es sich um Zustände nach Schädel-Hirn-Traumen durch Noxen oder Sauerstoffmangel und Zustände nach Enzephalopathien, auch vaskuläre Prozesse.
Die verschiedenen Verursachungen der IZP zeigen etwas unterschiedliche, zum Teil typische Ausprägungsformen (s. *Tabelle 1*).
Auch die Dauer der perinatalen Asphyxie hat einen Einfluß auf die spätere Ausprägungsform. Akute schwere Sauerstoffmangelzustände führen häufiger zu Athetosen, subakut-intermittierende Asphyxien häufiger zu spastischen Syndromen.
Für Schädel-Hirn-Traumen gilt die Beobachtung, daß nach Schäden, die im Kleinkindalter abliefen, häufiger die schweren psychointellektuellen Begleitstörungen überwiegen, während nach solchen des Schulalters häufiger die schweren Bewegungsstörungen vorherrschen.
In den Kollektiven der Zerebralparesen dominieren heute die ehemaligen Frühgeborenen (50–70%). Dabei sind vor allem die sehr unreifen Frühgeborenen des 6. und 7. Schwangerschaftsmonats (unter 1500 gr.) betroffen. Während es der Perinatologie heute gelingt, die

Mortalitätsrate der kleinsten Kinder immer mehr zu senken, gehen die Morbiditätsraten nicht erkennbar zurück: sie betreffen offenbar solche Kinder, die unter früheren Verhältnissen nicht überlebt hätten. Die verbreitete Annahme, daß heute mehr Kinder geschädigt überleben als früher, trifft jedoch nicht zu. Nur unter den sehr unreif geborenen ehemaligen Frühgeborenen müssen wir heute mit 6–12% Zerebralparetikern rechnen.*

Hirnpathologische Befunde (*Abb. 22 u. 23*)

Die gehirnpathologischen Befunde beruhen einerseits auf den bildgebenden Möglichkeiten, andererseits auf Obduktionsergebnissen. Für die große Gruppe der ehemaligen Frühgeborenen gilt, daß sie bevorzugt spastische Diparesen entwickeln. Dazu kommt nur in sehr schweren Fällen die athetotische Symptomatik. Kombinationen mit leichtem ataktischen Tremor sind häufig. Bei den ehemaligen Frühgeborenen sind die *Leukomalazien* offensichtlich das anatomische Substrat der späteren Spastik: dabei handelt es sich um anämisch abgestorbene Herde im Bereich der arterio-venösen Übergänge in den mittleren Anteilen der weißen Großhirnsubstanz. Diese Mikroinfarkte verheilen narbig oder führen zu zystischen Erweichungen, zur *Porenzephalie*. Sie sind erst nach Eintritt dieser Veränderung im Ultraschall erkennbar, d. h. nach einigen Lebenswochen. Die Magnet-Resonanz-Tomographie – MRT – würde sie sogleich sichtbar machen, jedoch sind die betroffenen Kinder in ihrer schlechten Allgemeinverfassung solchen Untersuchungen kaum zugänglich.
Demgegenüber hinterlassen die *intraventrikulären Blutungen* in schweren Fällen bleibende Hydrozephali und die damit verbundenen Symptome, jedoch nicht die typische Spastik.
Hydrozephalus oder *Subduralblutung* führen zu Parenchymuntergang. *Neuronennekrosen* in den verschiedenen Teilen der grauen Substanz können Folge unterschiedlicher Erkrankungen sein. Diese Befunde ergeben sich auch bei ausgereiften Neugeborenen oder postnatalen Schäden.

* Vgl. Stanley u. a.

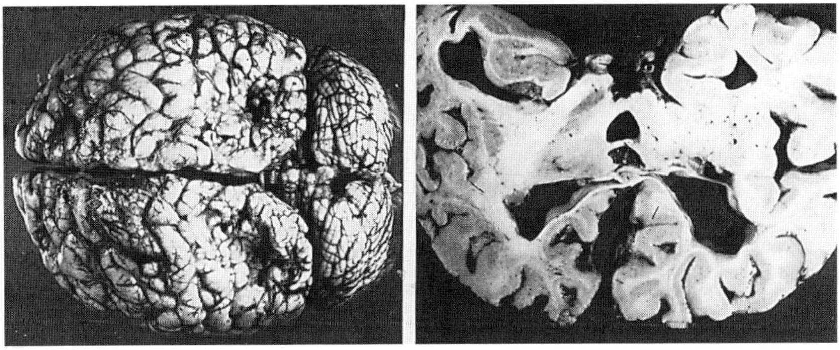

a) b)

Abb. 22 a – b: *Pathologischer Befund nach perinatalen Hirnblutungen und Leukomalazien sowie Subduralhämatom: die weiße Substanz ist stark rarifiziert, die Gehirnkammern sind erweitert, es bestehen mehrere porenzephale Zysten.*

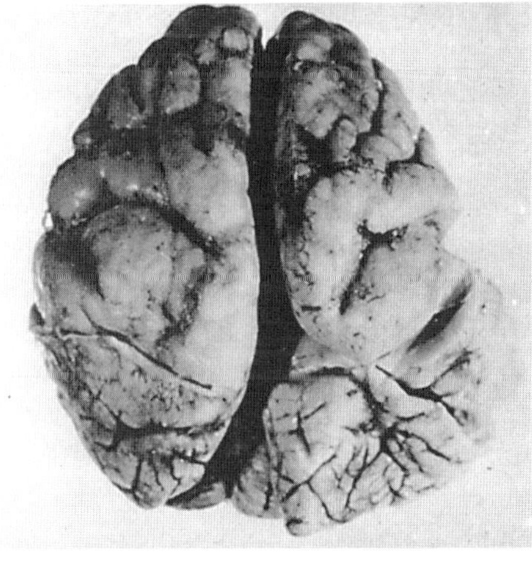

Abb. 23: *Schwere Gehirnmißbildung mit weitgehend fehlenden Furchen und Windungen, Mikrozephalie, bei 10 Monaten altem Säugling.*

Ein weiteres Merkmal vieler geschädigter Gehirne sind *Fehlbildungen*. Diese können makroskopischer oder mikroskopischer Natur sein. *Makroskopische* Fehlbildungen können die Grobstrukturen betreffen, die Dysplasie ganzer Lappen oder des Kleinhirns. Es kann sich um Defekte der Hirnwindungen handeln wie Mikro- und Polygyrien, die mit normalen Strukturen in einem Gehirn zusammentreffen können, unvollkommene Ausbildung von Windungen, sogar fehlende Teilung des Frontalhirns kann gefunden werden.

Mikroskopisch sind Störungen im geschichteten Zellaufbau der Hirnrinde häufig.
Klinisch können leere Anamnesen und körperliche Auffälligkeiten (z. B. des Gesichts, der Hände, Füße und des Genitals) den Verdacht auf Fehlbildungen des Gehirns lenken, die mit bildgebenden Verfahren leider nicht immer darstellbar sind.
Athetotische Syndrome stehen wahrscheinlich im Zusammenhang mit *Schädigungen der Basalganglien*, insbesondere des Globus pallidus. Man darf sich jedoch nicht isoliertes Vorkommen dieser Störung vorstellen, vielmehr sind derart betroffene Gehirne gewöhnlich vielfach geschädigt. Aus Tieruntersuchungen früherer Forscher ist aber bekannt, daß Bedingungen der akuten Sauerstoffnot andere Gehirnbezirke betreffen (bevorzugt Subkortikal- und Stammhirnbereich) als chronische (vorwiegend kortikale Läsionen).*

Neuroanatomie und Neurophysiologie

Neurone entstehen aus Neuroblasten des embryonalen Neuralrohrs. Alle Neurone bilden sich in den ersten 150 Tagen der Schwangerschaft. Sie wandern in die späteren grauen Regionen, wahrscheinlich unter dem Einfluß spezieller biologischer Faktoren. Die Zellreifung verläuft mit unterschiedlicher Geschwindigkeit in den verschiedenen Gehirnanteilen. Die Dendritenaussprossung steht bei der Geburt am Beginn, ist im Alter von ca. 15 Monaten beendet. Auch die Nervenzelldifferenzierung ist etwa mit 2 Jahren abgeschlossen. Die Myelinisierung verläuft langsamer, sie ist mit 3 Jahren erst beendet. Das Kleinhirn entwickelt sich besonders spät, seine Differenzierung schreitet bis ins Schulalter hinein fort.
Die embryonale Bildung der Nervenzellen geschieht anfangs in einem enormen Überschuß. Man nimmt an, daß 90 % der ursprünglich gebildeten Zellen abstirbt, weil sie keine Synapsen gefunden haben. Die Synapsen sind das wesentliche Element der Gehirnfunktion. Die Spezifität der Synapsenbildung scheint besonderen Transmittern zu unterliegen.
Hirnverletzungen mit Neuronentod sind irreversibel. Die klinische Besserung, ja Gesundung beruht einerseits auf der Fähigkeit zur neu-

* Windle, in Feldkamp u. a. 1989.

en Synapsenbildung, andererseits auf Training unter sensorischer Stimulation. Ob auch Axonenaussprossungen wie bei peripheren Nervenläsionen im Gehirn eine Rolle spielen, ist noch nicht gesichert.
Die Tatsache des großen Neuronenüberschusses noch zum Zeitpunkt der Geburt, erklärt die oft völlige Genesung trotz anfänglicher schwerer Symptome. Auch spielen früh eingeschliffene Verhaltensmuster eine große Rolle. In Tierversuchen kann motorische Besserung einer Gliedmaße nach Deafferenzierung beschleunigt werden durch mechanische Hemmung der Bewegungen der gesunden Gliedmaßen, was bedeutet, daß äußerer Zwang zur aktiven Bewegung wesentlich zur Besserung beiträgt.

Im Tierversuch, auch bei Primaten, ist die typische spastisch-athetotische Zerebralparese jedoch nicht reproduzierbar.

Gehirnaufbau und Regelkreise

Die Tätigkeit des Gehirns wird heute im Gegensatz zu früheren Auffassungen stärker ganzheitlich gesehen. Die verschiedenen Steuerungszentren arbeiten in Regelkreisen zusammen. Dennoch ist der hierarchische Grundaufbau des zentralen Nervensystems unverkennbar.

Das Rückenmark stellt die niedrigste zentralnervöse Koordinationsebene dar. Hier erfolgt bereits eine grobe Tonusregelung z. B. zwischen Agonisten und Antagonisten. Vorwiegend vegetativ gesteuerte Organe, insbesondere Blase und Darm, werden bekanntlich spinal innerviert, und es werden Dehnungsreflexe (= Eigenreflexe) beantwortet, wie am Quadrizepssehnenreflex *PSR* und Triceps surae-Sehnenreflex *ASR* bekannt. Spinal gesteuert sind auch die Schreitreflexe und andere gekreuzte Beinreflexe. Wichtig sind vor allem Schmerzreize, die reflektorisch stets Beugebewegungen auslösen. Chronisch-irritierende Reize können über die Schmerzrezeptoren spinal zur Vermehrung der Beugertonisierung beim Spastiker, und somit letztlich zu Beugekontrakturen führen.
Das vom Gehirn abgetrennte Rückenmark verursacht spastische Paraplegien, also pathologisch erhöhten Tonus beider Beine. Das zeigt die Bedeutung des Rückenmarks auch für die Situation des zerebralen

Spastikers auf. Der zerebral-paretische Spastiker leidet offensichtlich unter einer Unterfunktion der dominierenden Gehirninstanzen, so daß die Rückenmarksfunktion nicht mehr kontrolliert werden kann.

Der untere Hirnstamm, d. h. Medulla oblongata und Pons, stellen die nächste übergeordnete Koordinationsebene dar. Aus Tierversuchen ist hinreichend bekannt, daß hier die wichtigsten supraspinalen Haltungsreflexe gesteuert werden, die ja unter den Säugetieren physiologische Mechanismen darstellen: die symmetrischen und asymmetrischen Halsreflexe, tonischer Labyrinthreflex, symmetrische Streck-, Stützreflexe der Beine und tonische Mundreflexe. Bemerkenswert ist, daß diese tonischen Reflexmuster keiner Ermüdung unterliegen.

Das Mittelhirn. Diese sehr kleine Struktur des Hirnstamms reguliert den Tonus soweit, daß er etwa normoton ist. An Menschen, die als Mittelhirnwesen gelten können, sind schwere Fehlbildungen beobachtet worden. Ihr Muskeltonus war erniedrigt. Solche Kinder zeigten Saug- und Schluckfähigkeit und positive Stellreflexe. Das Mittelhirn hat nicht nur enge Verbindungen zum unteren Hirnstamm, sondern auch zum Kleinhirn.

Das Zwischenhirn ist bekannt als wichtige Zentrale für vitale Funktionen: Atmung, Kreislauf, vegetative und hormonelle Steuerungen. Es einbezieht aber auch den Thalamus als Organ des sensorischen Empfangs mit unmittelbarer Beeinflussung der Motorik. Deshalb sind am Thalamus stereotaktische Operationen zur Besserung schwerster reflexhafter Fehlsteuerungen möglich. Im Thalamus scheinen auch beim Gesunden die individualspezifischen Ausdrucksbewegungen geregelt zu werden.

Das Endhirn wird dargestellt durch die Großhirnhemisphären und Basalganglien. Letztere sind die Zusammenballung von Striatum, Pallidum und Nukleus caudatus, wobei sich innerhalb dieses Systems antagonistische Regelungen abspielen: das Pallidum als Originator von Hypotonie und Hyperkinese, Striatum und Caudatus als Gegenspieler für Hypokinese und Hypertonie. Darüber hinaus sind die Basalganglien in enger Verschaltung mit Großhirnrinde und Kleinhirn die wesentliche Struktur für die unwillkürliche Regelung unserer normalen Motorik.

Die physiologische Motorik besteht ganz überwiegend aus vorgeprägten Elementen, die eventuell im limbischen System gespeichert sind. Die Regelung der langsamen Bewegungsabläufe wird bevorzugt geleistet durch die Basalganglien, die Regelung der schnellen Zielbewegungen dem Kleinhirn zugeschrieben. Jedoch kann man keines dieser Organe als selbständig tätig ansehen, komplizierte Verflechtungen auch mit den sensorischen Strukturen gewährleisten sowohl Präzision und adäquates Timing als auch kontinuierliche Verlaufsrückmeldungen. Somit ist es nicht verwunderlich, daß die wesentlichen Defekte des Spastikers nicht in der grauen Substanz, sondern in der weißen Substanz (Leukomalazien) gelegen sind, also im Bereich der Leitungsstrukturen.
Für die Athetose erscheint es allerdings gesichert, daß die Defekte im Bereich des Pallidum ausschlaggebend für die typischen Störungen in den Abläufen der Willkürmotorik sind.

Das Kleinhirn, obwohl nach dem Großhirn die mächtigste Formation, ist in seinen Funktionen keineswegs voll erklärt. Kleinhirnausfälle können erstaunlich kompensiert sein. Stets wird von Neurologen die besondere Bedeutung des Kleinhirns als *sensorisches* Kontrollorgan hervorgehoben: von allen motorischen Impulsen fortlaufend informiert, kann es aus der Peripherie einlaufende Meldungen offenbar schnellstens einflechten, so daß es als »Irrtumsdetektor«, als Korrekturstelle für Falschplanungen gilt.
Als kleinhirnspezifische Störungen sind die ataktischen Dyskoordinationen bekannt, auch geht Ataxie mit Muskelhypotonie einher. Das Kleinhirn kann aber auch spastischen Tonus dämpfen, es dürfte sich also mehr um *Tonusregulation* als um Tonuserniedrigung- oder -erhöhung handeln. Immerhin werden verschiedenen Anteilen des Kleinhirns verschiedene Regulationsmechanismen zugeschrieben.
Bei Gehirnsektionen von IZP-Kindern werden sehr häufig auch im Kleinhirn Schädigungsherde gefunden. Klinisch manifestierten sie sich fast ausschließlich durch Bewegungstremor der Hände. Die Vollbilder der Ataxie als klassische Kleinhirnausfallssymptome mit Gleichgewichtsstörungen, Intentionstremor, ausfahrend überschießenden Bewegungsabläufen, Unfähigkeit zu raschen Umkehrbewegungen, stellen nicht gerade typische Symptome der Zerebralparese dar.

Im *Endhirnbereich* (Basalganglien, Gehirnrinde) bewirken Schädigungen *neben Ausfällen* Symptome der *Enthemmung*, wobei die sogenannte Ersatzmotorik als Funktion nachgeordneter Gehirnstrukturen hervortritt. Während bei Schäden am reifen Gehirn des Erwachsenen lokalisierbare Ausfälle überwiegen, ist beim jungen Kind der Rückfall in archaische Reflexmuster typisch.
Wichtigstes Ausfallsymptom ist die herabgesetzte Fähigkeit zum Neuerwerb, d.h. das verminderte motorische Lern- und Verarbeitungsvermögen.
Zum erleichterten Verständnis am Beispiel einer Hemiplegie möchte ich eine Arbeit über Affenversuche referieren:
Ablösungen des Armgebiets an der vorderen Zentralwindung führten zu einer Arm-Hand-Parese, die nach einigen Wochen wieder verschwand. Wurden dann weitere Ablösungen der Rinde (auch an der gegenüberliegenden Hirnseite) vorgenommen, trat die Lähmung nicht wieder auf. Die »gesundete« Hand hatte aber nur etwa die Hälfte der ursprünglichen Greifkraft wieder gewonnen. Dabei erholte sich die Kraftentwicklung des Oberarms wesentlich besser als die der Hand. Dies Ergebnis trat bei allen Operationsvarianten auf, ob die Region für Arm und Hand zuerst oder erst nach anderen und gegenseitigen Ablösungen erfolgte. Damit stand fest, daß die Ersatzsteuerung von subkortikalen Strukturen ausging.
Auch die Erkenntnisse über Hemisphärektomien bei Patienten mit Hemispastik und schwersten Krampfzuständen zeigen Erstaunliches: die Patienten verlieren trotz Entfernung der erkrankten Gehirnhälfte auf der hemiplegischen Körperseite keine weiteren Funktionen. Bei schwersten Schäden einer Hemisphäre scheint also die gegenüberliegende gewisse archaische Restfunktionen gewährleisten zu können.

VIII. Behandlungskonzepte im Bereich der Motorik

Das Konzept der Behandlung einer infantilen Zerebralparese beinhaltet

- Physiotherapie/Krankengymnastik
- Sport
- mototherapeutische Ansätze
- Ergotherapie
- Hilfsmittelversorgung
- Gipse und Orthesen
- orthopädische Operationen
- Medikamente
- Sprachtherapie
- pädagogisch-psychologische Förderung und Eingliederung
- Sonstiges.

1. Krankengymnastische Behandlungskonzepte

Die Krankengymnastik des Kindes mit infantiler Zerebralparese (IZP) hat sich nach neurophysiologisch begründeten Erkenntnissen zu richten. Diese sind in verschiedene Behandlungkonzepte eingegangen, von denen in Deutschland die Krankengymnastik nach Bobath, Vojta und PNF Bedeutung haben. (Letztere ist allerdings für die Sonderabrechnung bei den Kostenträgern nicht zugelassen). Auch das Konzept nach Petö (Budapest) kann evtl. den neurophysiologisch begründeten zugerechnet werden.

Die Verschiedenartigkeit der Konzepte, die jeweils an die Namen ihrer Originatoren gebunden sind, hat zur Folge, daß die Gemeinsamkeiten derselben untereinander selten gesehen werden. Da aber jeweils gleiche neurophysiologische Voraussetzungen zugrundeliegen, fußen alle Methoden auf ähnlichen Prinzipien und sind geeignet, sich einander sinnvoll zu ergänzen.
Andererseits sind alle genannten Konzepte schwierig zu erlernen und erfordern deshalb Weiterbildungskurse, wie sie in Mitteleuropa an verschiedenen Stellen angeboten werden.
Diese Monographie will nicht den Lernstoff der einzelnen Konzepte vermitteln, sondern Denkansätze aufzeigen und zum Verständnis beitragen.

Entwicklungsneurologisches Konzept nach Bobath

(*Abb. 24*)

Frau Berta Bobath begann in den dreißiger Jahren als Krankengymnastin das nach ihr benannte Konzept zu entwickeln. Sie wurde dabei durch ihren Ehemann, Dr. Karel Bobath, wissenschaftlich unterstützt. Nach dem Kriege verbreitete sich dies Konzept von London aus rasch über die ganze Welt.
Das Bobath-Konzept versteht die motorischen Schwierigkeiten der IZP aus

- □ dem abnormen Haltetonus
- □ der Störung der reziproken Innervation
- □ der Gebundenheit in pathologische Bewegungsmuster.

Das so definierte gestörte Haltungs- und Bewegungsverhalten wird bei allen Formen der Zerebralparese in unterschiedlichen Ausprägungen angetroffen.
Unter *Haltetonus* versteht sich die Fähigkeit, eine bestimmte Gliedmaße ohne Starre, d. h. mobil, in einer bestimmten Stellung zu halten. Der Haltetonus ist deshalb auch die Voraussetzung für die Aufrechterhaltung des ganzen Körpers.
Der normal geregelte Haltetonus geht einher mit einer ausgewogenen *reziproken Innvervation*, d. h. einem zwischen Agonisten und Antagonisten abgestimmten Muskelzusammenspiel.

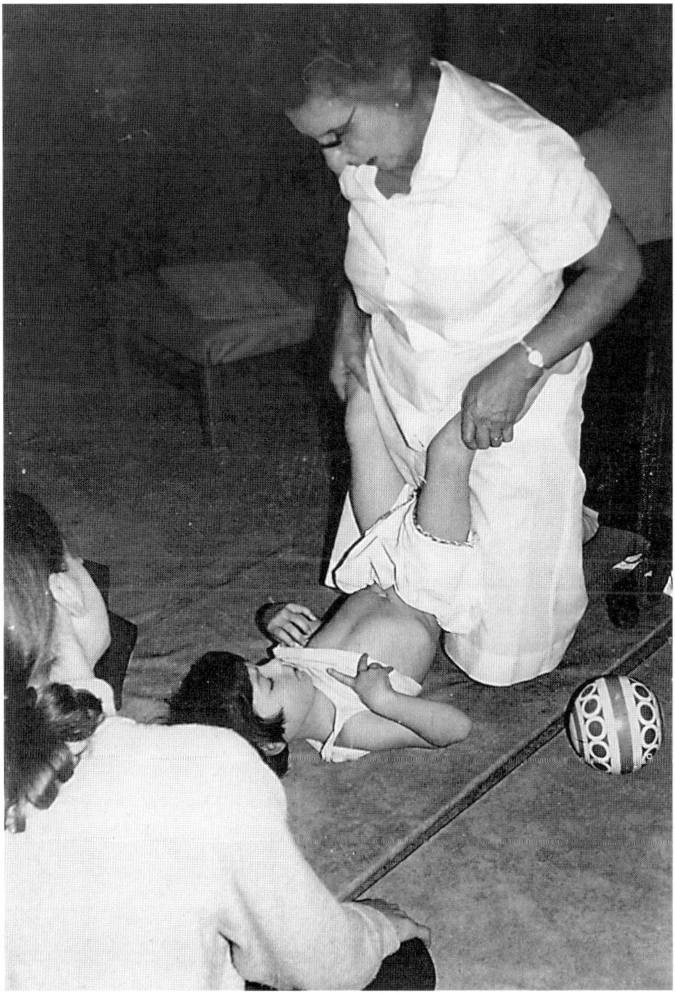

Abb. 24: Frau Bobath in der krankengymnastischen Demonstration.

Das Gebundensein in *pathologische Bewegungsmuster* vom Typ der Reflexmotorik entspricht dem üblichen Verständnis der IZP, es beinhaltet aber auch die beiden genannten Faktoren des abnormen Haltetonus und des unausgewogenen Zusammenspiels zwischen Agonisten und Antagonisten.

Spastik

Bei Spastik besteht anstelle eines physiologischen Haltetonus eine Fixation. Das Kind ist zur mobil-stabilen Haltung nicht in der Lage. Gleichzeitig sind Muskelgruppen überaktiv und führen zu pathologischen Ko-Kontraktionen von Agonist – Antagonist, besonders häufig im Bereich der Beine. Die Ko-Kontraktionen sind aber Bestandteil der pathologischen Reflexmotorik, es handelt sich also um ausgebreitete »totale« Haltungsschablonen.
Der pathologischen Tonussteigerung des Spastikers liegen Defekte in höheren motorischen Gehirnregionen zugrunde, die zu Dyskoordination und Enthemmung niederer Strukturen führen. Dabei scheint dem Gammasystem eine wesentliche Bedeutung zuzukommen. Dieses ist Grundlage für die gesteigerten Dehnungsreaktionen des Spastikers, die sich in den pathologisch gesteigerten Muskeleigenreflexen und den Kloni sowie in dem sogenannten Taschenmesser-Phänomen der Beine äußern.

Athetose

Bei Athetosen finden wir einen fluktuierenden Haltetonus, so daß Haltungszusammenbruch mit plötzlich einsetzender Starre abwechseln können. Wenn die mangelhafte Haltungstonisierung überwiegt, wird das Ideal der mobilen Stabilität auf Kosten der Stabilität zur Übermobilisation: Der Athetotiker zeigt dann choreatiforme Bewegungen. Die reziproke Innervation zeigt also Defizite. Bei schweren Formen von Athetose geraten die überschießenden Bewegungen so ausschließlich in den Rahmen tonischer Muster, daß diese das Bewegungsbild gänzlich beherrschen.

Ataxie und Hypotonie

Da Patienten mit Ataxie auch eine begleitende Hypotonie aufweisen, sind sie ähnlich wie die reinen zerebralen Hypotonien durch mangelhaften Haltetonus gekennzeichnet. Voraussetzung für eine Besserung der Bewegungsstörung ist deshalb der Aufbau eines besseren Haltungstonus. Die mobile Stabilität ist zu Lasten der Stabilität beeinträchtigt. Dies behindert sowohl den hypotonen als auch den ataktischen Patienten, wenn auch nur der letztere die typischen dyskoordiniert-vergröberten Bewegungen zeigt. Gleichzeitig bestehen enge Beziehungen zu den typischen Schwierigkeiten der choreatiformen Athetose.

Störung der sensomotorischen Entwicklung

Im Behandlungskonzept nach Bobath sind die Entwicklungsdefizite nicht nur als motorische sondern als sensomotorische Defizite begriffen. Das Kind kann die normale Entwicklungsleiter nur stark verzögert unter Einbußen im Bewegungsrepertoire erklimmen. Der Erwerb von Kopf- und Rumpfkontrolle sowie der Gebrauch der Arme, Beine und zuletzt der Füße, sind eng gebunden an den sensorischen Einstrom.

Die *Stellreflexe* bewirken eine harmonische Einstellung der Körperregionen aufeinander. Der Labyrinthstellreflex bedingt die aufrechte Haltung des Kopfes im Raum, der Halsstellreflex richtet den Körper nach dem Kopf aus, die Körperstellreflexe sorgen für die harmonische Drehung von Schulter- oder Beckengürtel zueinander. Sie sind Bestandteil fast aller physiologischen Bewegungsabläufe und müssen deshalb in der Behandlung bevorzugt geschult werden.
Von größter Bedeutung sind die *Gleichgewichtsreaktionen*, die sich ab dem 6. Lebensmonat zunächst in liegenden, später in aufgerichteten Positionen entwickeln. Diese Fähigkeiten sind der Schwerkraft entgegengesetzt. Durch Auslösung von Balancereaktionen lassen sich also schon im Säuglingsalter Aufrichtefähigkeiten anbahnen.

Pathologische Reflexmotorik

Bobath erkennt unter den zahlreichen Mustern der pathologischen Reflexmotorik unterschiedliche Valenz. Besonders nachhaltig wirken

- tonische Labyrinthreflexe
- tonische Halsreflexe
- assoziierte Reaktionen und
- überschießende positive oder negative Stützreaktionen.

Der **tonische Labyrinthreflex**, der das ganze Kind in Rückenlage in eine überstreckte Haltung zieht, macht korrekte Lagerung auf Unterlagen erforderlich, sowohl in der Behandlung auf der Matte als auch während des Schlafens zur Nachtzeit. Er bedingt, daß in voll gestreckter Rückenlage die Tonussteigerung maximal ist.

Der **asymmetrische tonische Halsreflex** (ATNR) ist mit seiner Streckkomponente immer auf der betroffeneren Körperseite anzutreffen. Er behindert nicht nur des Kindes Greif- und Manipulationsfähigkeit, sondern ist wahrscheinlich auch Mitverursacher von Hüftluxationen und Skoliose.

Der **symmetrisch tonische Halsreflex** (STNR) begünstigt des Kindes Häschenhaltung am Boden und die typische Sitzhaltung auf dem Stuhl mit gekrümmtem Rücken, gebeugten Armen und starr vorgestreckten Beinen. Im aufrechten, gestützten Stand verhindert er bei vorgeneigtem Kopf das Vorbringen eines Beins.

Assoziierte Reaktionen zeigen im Bereich der Arme Beugespastik, Faustschlußneigung der Hand mit Pronation und Daumenadduktion, im Bereich der Hüft- und Kniegelenke die typische Streck-Adduktions-Innenrotationshaltung mit Spitzfüßen.

Auch die **überschießenden Stützreaktionen** vermitteln das pathologische Streckmuster der Beine und Füße. Zwar ermöglichen sie die aufrechte Haltung des spastischen Kindes im Stand, verhindern aber den Fersenstand und das Ausschreiten mit variabler Kniegelenkstellung.

Behandlung (*Abb. 25–29*)

Die Behandlung nach Bobath hat Entwicklungscharakter, indem sensorische Stimulationen Bewußtwerden von Körperregionen vermitteln, sowie Stellreflexe und Gleichgewichtsreaktionen angebahnt werden. Stets wird von niederen zu höheren Positionen fortgeschritten. Alle Bewegungen sollen »mobile Flüssigkeit« mit stabiler Haltungskontrolle verbinden. Um die Fixation in tonischen Mustern zu vermeiden, werden bevorzugt Bewegungen des diagonalen Drehens und der Gewichtsverlagerung von einer Körperseite zur anderen ausgeführt. Stets leitet die Krankengymnastik das Bewegen manuell unter Benutzung sogenannter Schlüsselzonen, die zunächst im Bereich der Gürtel angesetzt werden, ein. Bei leicht betroffenen Patienten können die Schlüsselpunkte weiter distal plaziert werden.

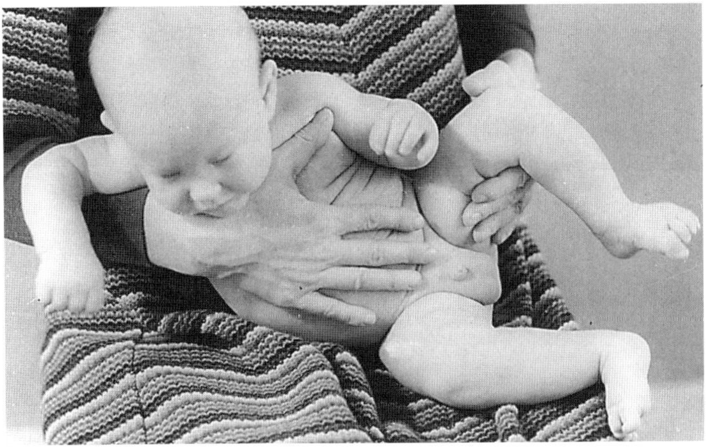

Abb. 25: Behandlung auf dem Schoß: Umdrehübung, die aufstützende Seite wird verlängert, der Schultergürtel gegen den Beckengürtel gedreht.

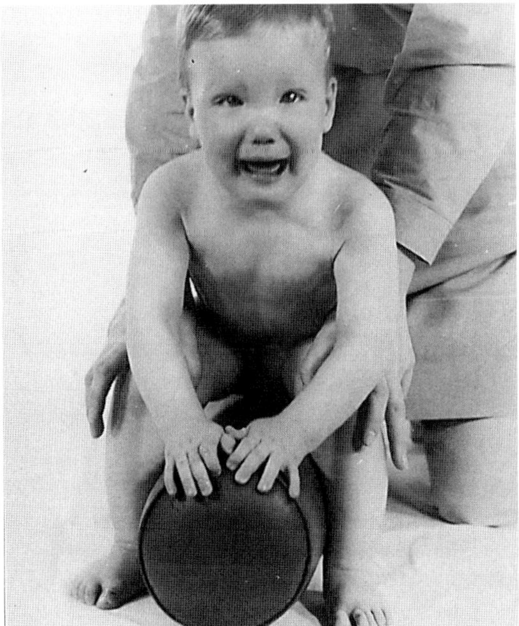

Abb. 26: 1jähriges Kind in der Balanceübung auf der Rolle.

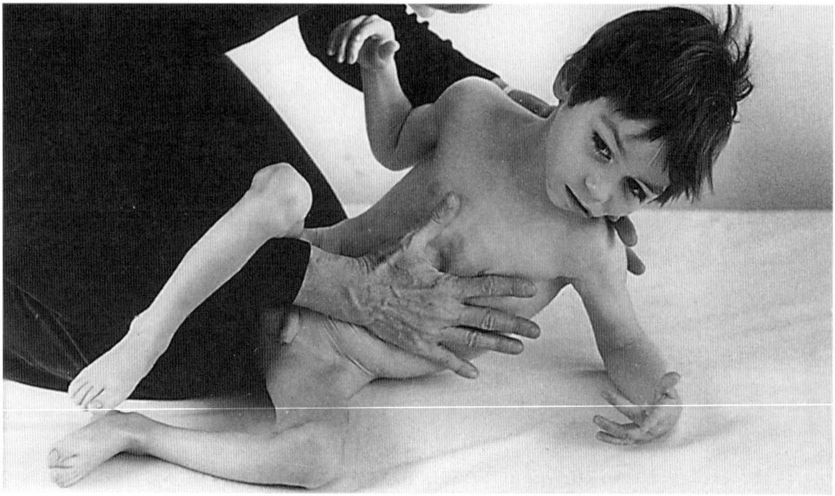

Abb. 27: Rotationsübung mit tetraspastischem, sehr schwer behindertem Kind: der Ellenbogenstütz wird angebahnt, der Schultergürtel zur Rotation gegen den Beckengürtel fazilitiert, die Rumpfinkurvation fazilitiert und die Hüftadduktion gehemmt.

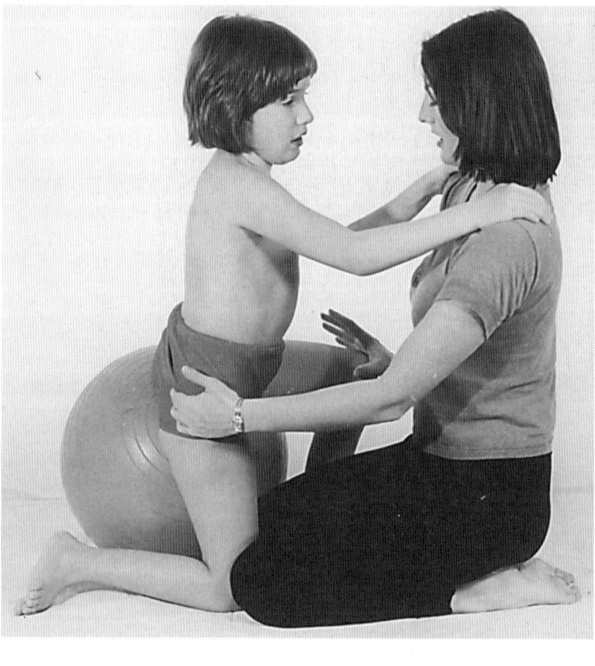

Abb. 28: Höherer Entwicklungsschritt: Gewichtsverlagerung in »aufgebrochenen« Mustern.

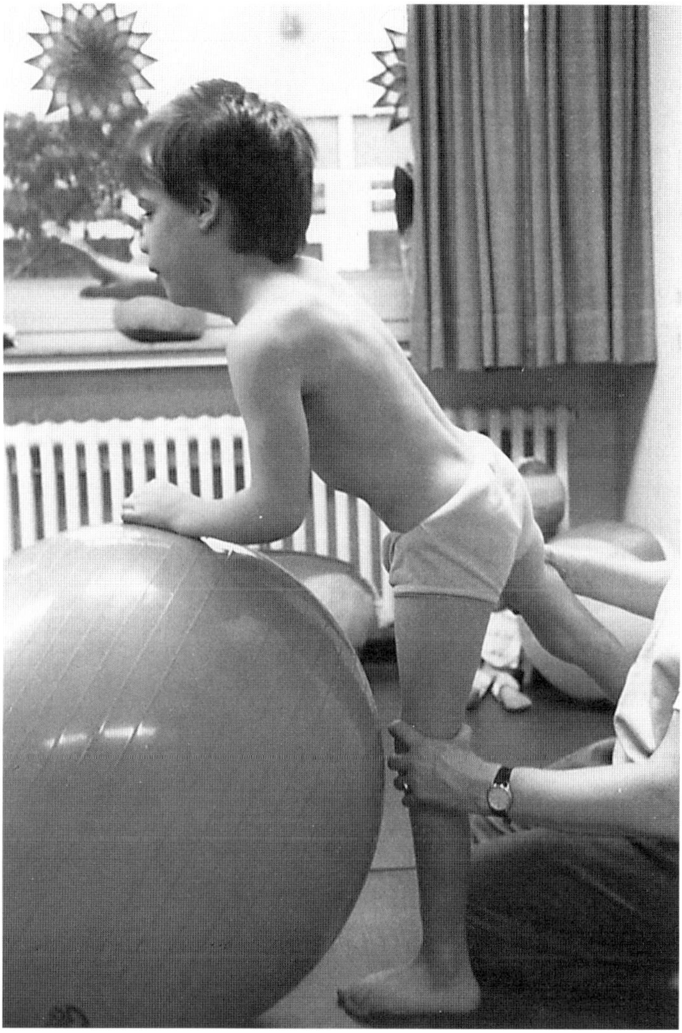

Abb. 29: Aufstehübung unter Gewichtsverlagerung und Balancebeanspruchung.

Die Hemmung der pathologischen Muster geschieht nicht nur durch manuelle Hilfen der Therapeutin, sondern auch durch Wahl von Ausgangshaltungen, die die pathologischen Bewegungsmuster vermeiden, so daß nacheinanderliegende große Gelenke unterschiedliche Haltungen einnehmen sollten, wie z. B. den Halbkniestand oder den abduzierten und auswärtsrotierten Stand mit Gewicht auf den Fersen. Bestimmte korrigierte Haltungen sind stets nur Ausgangshaltungen für Bewegung und keine Bewegungsziele. Es werden also nicht Stellungen, sondern Bewegungen erarbeitet. Die in der Therapie angeleitete Bewegung wird mehr und mehr vom Kind übernommen, während die Therapeutin ihre Hilfen zurücknimmt. Wichtig ist der Bezug zu Alltagsabläufen. Das Kind soll im Rahmen der Behandlung zunehmende Selbständigkeiten erwerben. Dadurch wird das Bobath-Konzept zur *Arbeit am ganzen Kind*, was auch die nichtmotorische Situation mit berücksichtigt.
Beim sogenannten *Handling* wird die betreuende Behandlung in den gesamten Tagesablauf des Kindes integriert. Der Familie wird gezeigt, wie sie in den alltäglichen Verrichtungen der Umsorgung und Pflege sinnvolle Griffe anwenden kann, die für das Kind von Nutzen sind. Dazu gehört auch die Ausstattung mit zweckmäßigen Hilfsmitteln im Sitzen und in der Fortbewegung, beim Essen und Spielen sowie für Bad und Toilette.

Bewegungspädagogik nach Petö *(Abb. 30–31)*

Kurz nach dem zweiten Weltkrieg wurde durch den Neurologen Dr. Petö, in Budapest eine Förderung für zerebralparetische Kinder entwickelt, die der Intensität wegen ausschließlich stationär, d. h. internatsmäßig erfolgte. Die später hinzukommende ambulante Behandlung beinhaltet ebenfalls Ganztagsbeschäftigung.
Die Therapeuten, dort *Konduktoren* genannt, werden am Ort mehrgleisig ausgebildet: sie müssen gleichzeitig Krankengymnastik, Ergotherapie, Psychologie und Pädagogik beherrschen und anleiten. Auf diese Weise ist es möglich, die in Gruppen eingeteilten Kinder durch die verschiedenen Aktivitäten des Alltags fördernd zu begleiten: neben der Krankengymnastik unterliegen auch Kindergartentätigkeiten sowie die Schularbeit dem therapeutischen Konzept.

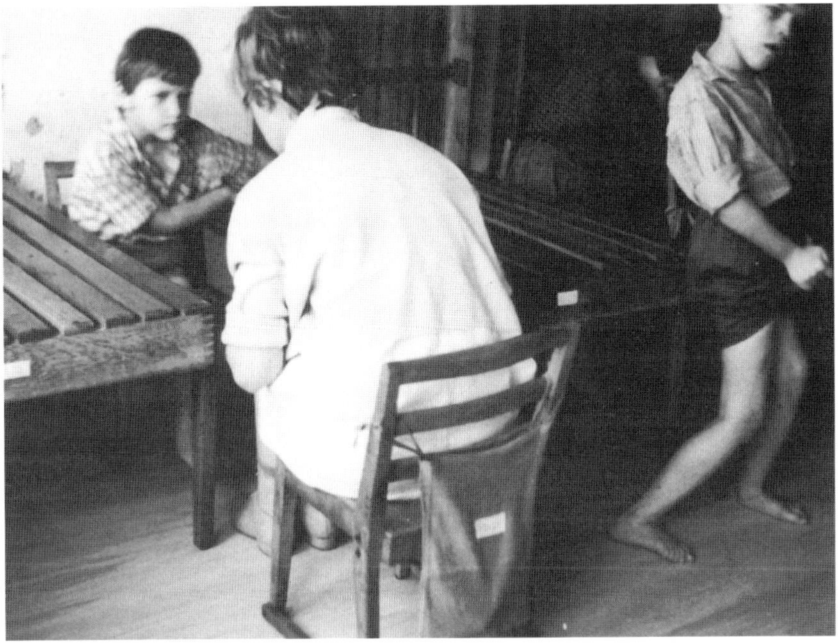

Abb. 30: Im Institut Petö: einfache Bekleidung, mehrfach verwendbare Pritschen (Archivbild).

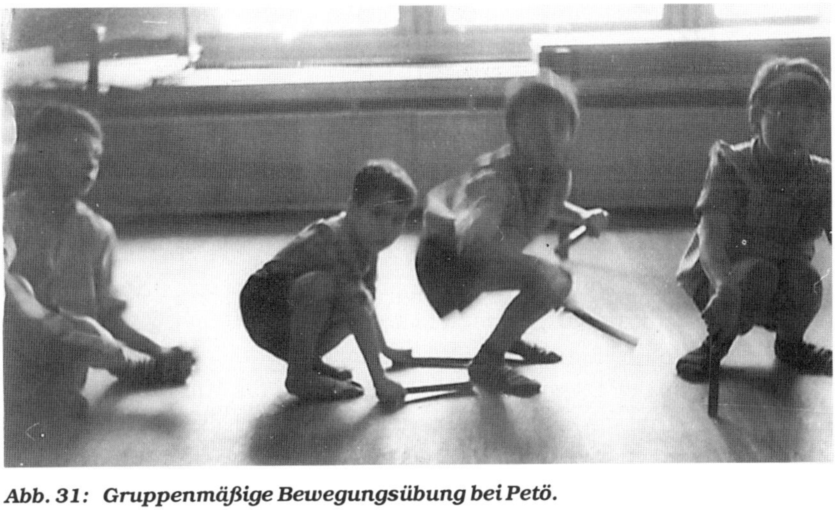

Abb. 31: Gruppenmäßige Bewegungsübung bei Petö.

Zwar finden innerhalb der Gruppen auch Einzelförderungen statt. Dies soll aber eher Ausnahme sein, die Regel sind *gruppenmäßige Aktivitäten*. Nur bei ganz kleinen oder sehr behinderten Kindern ist Anwesenheit der Angehörigen erlaubt.
Der Tagesablauf ist streng gegliedert und gleichzeitig – soweit irgend möglich – vereinfacht: einfachste Bekleidung, Mobiliar, welches vielseitig verwendbar ist, gemeinsame Zeiten für Mahlzeit, Toilette und Ruhepausen gewährleisten so eine optimale Verfügbarkeit der Zeit für die Förderung.
Ein weiteres Kennzeichen der Bewegungspädagogik ist die sogenannte rhythmische Intention: alle Formen des Übens werden durch Gesang oder rhythmisches Sprechen begleitet, Lieder oder erzählen der Singsang kennzeichnend sind, wie z. B. »1 – 2 – 3 – 4 – 5, ich – halte – fest«.
Auch die hilfsmittelmäßige Ausstattung ist sparsam: verbreitet sind lediglich starre Unterschenkelschienen und sehr einfache, mit Bodenplatte versehene Stützen. Als Übungsgeräte dienen: Tische, die aus griffigen Holmen gezimmert sind, Stühle, die sehr standfest gebaut sind und deren Lehnen sich wie Leitern nach oben fortsetzen, oder auch am Boden liegende Leitern, über deren Sprossen die Kinder zu steigen üben.
Trotz der bestehenden Disziplin herrscht infolge guter psychologischer Schulung der Betreuer offene, kindgemäße Fröhlichkeit.
Die motorischen Abläufe, die zum Üben gewählt werden, sind anders als bei der Bobath- oder Vojtatherapie, dennoch sind neurophysiologische Prinzipien gewahrt, so daß man m. E., auch die Behandlung nach Petö als neurophysiologisch begründet einstufen muß.
Oberstes *Ziel der Förderung ist die Lebenstüchtigkeit* für den Alltag, das bedeutet in erster Linie Selbständigkeit. Die Kinder werden also nicht nur in spielerischen und pädagogischen Tätigkeiten, sondern auch in der motorischen Therapie auf vielerlei Weise zur Selbständigkeit motiviert. Da somit motorische und nichtmotorische Konzepte ineinander verzahnt sind, können bei kooperationsfähigen Kindern sehr eindrucksvolle Ergebnisse erzielt werden.
Die *Aufnahme* erfolgt nach einer Vorauswahl, die Kinder werden innerhalb der Gruppe nicht nur nach Alter und Entwicklungsstand, sondern bis zu einem gewissen Grade auch nach dem Schweregrad ihrer Körperbehinderung eingeteilt.

Da die Bewegungspädagogik nach Petö an einen speziellen Ausbildungsweg gebunden ist, wird sie außerhalb Ungarns nur in wenigen europäischen Städten geboten: z. B. in London, Turin, Innsbruck. In Deutschland ist in Düsseldorf und demnächst wahrscheinlich in Karlsruhe ein entsprechendes Angebot gegeben.

Propriozeptive neuromuskuläre Fazilitation (PNF)

Die PNF-Methode wurde in den Jahren nach dem zweiten Weltkrieg durch Hermann Kabat in den USA entwickelt. Sie eignet sich zur Behandlung verschiedener orthopädischer und neurologischer Störungen, ist somit auch für ältere Schulkinder und Heranwachsende geeignet. Natürlich müssen die Besonderheiten der Zerebralparese Beachtung finden.
Hervorstechende Kennzeichen der PNF-Behandlung sind u. a. die Bewegungsabläufe in den Diagonalen und die Anwendung von Widerständen. In die Methode einbezogen ist aber auch das Entwicklungsmoment, so daß entwicklungsbehinderte Patienten ähnlich wie bei Bobath von niederen Positionen auf der Matte zu höheren kommen. Gleichzeitig wird die kraniokaudale Entwicklungsrichtung berücksichtigt. Auch bei PNF ist der manuelle Kontakt durch die Therapeutenhand unentbehrlich, dazu kommt eine gezielte verbale Führung. Die diagonalen Bewegungsabläufe der Extremitäten setzen sich über die Gürtel in den Rumpfbereich fort, sie enthalten stets die drei Grundrichtungen der Bewegung

- Flexion – Extension
- Abduktion – Adduktion
- Innenrotation – Außenrotation.

Diese Diagonalen beinhalten weitausholende Bewegungen, in der sich die genannten Komponenten umkehren. Durch angepaßte Widerstände, die entweder in der Bewegung oder am Ende derselben angesetzt werden (isotonisch bzw. isometrisch), können die Innervationen der Muskulatur verstärkt werden. Unterstützt wird dieser Effekt durch das willkürliche Entspannen, das den Widerständen folgt.
Weitere Bewegungsunterstützung kann erreicht werden durch Anwendung von kurzen Dehnreizen (Stretch), durch Druck auf Gelenke (Approximation), evtl. durch Anwendung von Vibrationen. Lokale Eisanwendungen werden unterstützend verwandt.

Auch in der PNF-Methode ist die Anleitung zur Selbsthilfe im Alltag vorgesehen, wie z. B. Wechsel vom Stuhl zum Rollstuhl und umgekehrt, Griffe des Ankleidens und der Toilettenbenutzung.

Behandlung der Zerebralparese (*Abb. 32–33*)

Bei Spastik wird zunächst eine Tonusherabsetzung angestrebt, meist durch Betonung der Rotationsbewegungen. Bei Athetose steht die Tonusnormalisierung, Stabilisation und Erarbeitung von Körpersymmetrie im Vordergrund. Häufig kann man durch die Benutzung synergistischer, gezielter Bewegungsabläufe der noch kontrollierten Körperregionen die stärker behinderten Bewegungen fazilitieren. So kann z. B. bei Hemispastik durch bilaterales Arbeiten die Bewegung der betroffenen Extremität erleichtert werden. Im allgemeinen stehen zunächst weniger die diagonalen typischen Bewegungen der Extremitäten im Vordergrund, sondern die Arbeit an der Achse, dem Rumpf. Auf der Matte wird die segmentale Körperrotation gefördert, das Rollen aus der Rückenlage in die Seitenlage gebahnt, wobei u. U. Widerstände z. B. an Schulter- und Beckengürtel zur Anwendung kommen. Man erkennt mancherlei Bezüge zur Vojta-Behandlung. Dr. Vojta selbst streitet seine Ursprünge aus der PNF Methode auch nicht ab.
Durch dynamische Umkehrbewegungen wird die Kontrolle zunehmend verbessert. Die Beteiligung der Extremitäten wird von proximal nach distal entsprechend der Entwicklung erarbeitet.
Mit PNF können auch Sitzhaltung und Kopfkontrolle verbessert, das Aufstützen der Arme erleichtert und die Schwerpunktverlagerung im Sitz und das Hochkommen aus dem Sitz angebahnt werden. Die Extension-Abduktion-Innenrotation (1. Diagonale) bei gestrecktem Handgelenk und Ellbogen ist das gebräuchliche Stützmuster des Arms.
Die Entwicklung der Aufrichtung zum Stand kann nach PNF vermittelt werden. So wird beispielsweise dem sitzenden Kind beiderseitiger Widerstand gegen die nach vorn gestreckten Arme gegeben. Unter Abstoßen auf die Therapeutenhände kann das Kind sich hochstemmen. Der Widerstand kann aber auch am Schulter- bzw. Beckengürtel angesetzt werden. Auf die Beinstellung in leichter Abspreizung und Außenrotation und auf leicht flektierte Kniegelenke im Stand wird dabei geachtet.

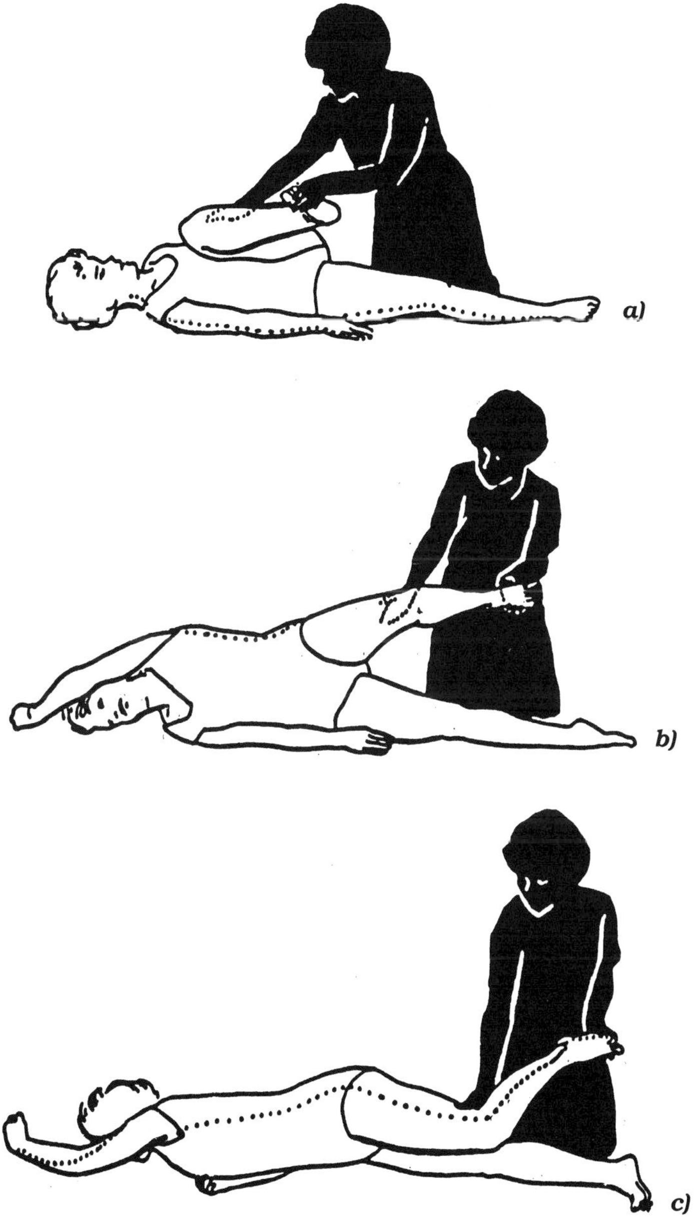

Abb. 32: Übung der Rotation mit Extension nach PNF (aus Ionta, Voss und Myers).

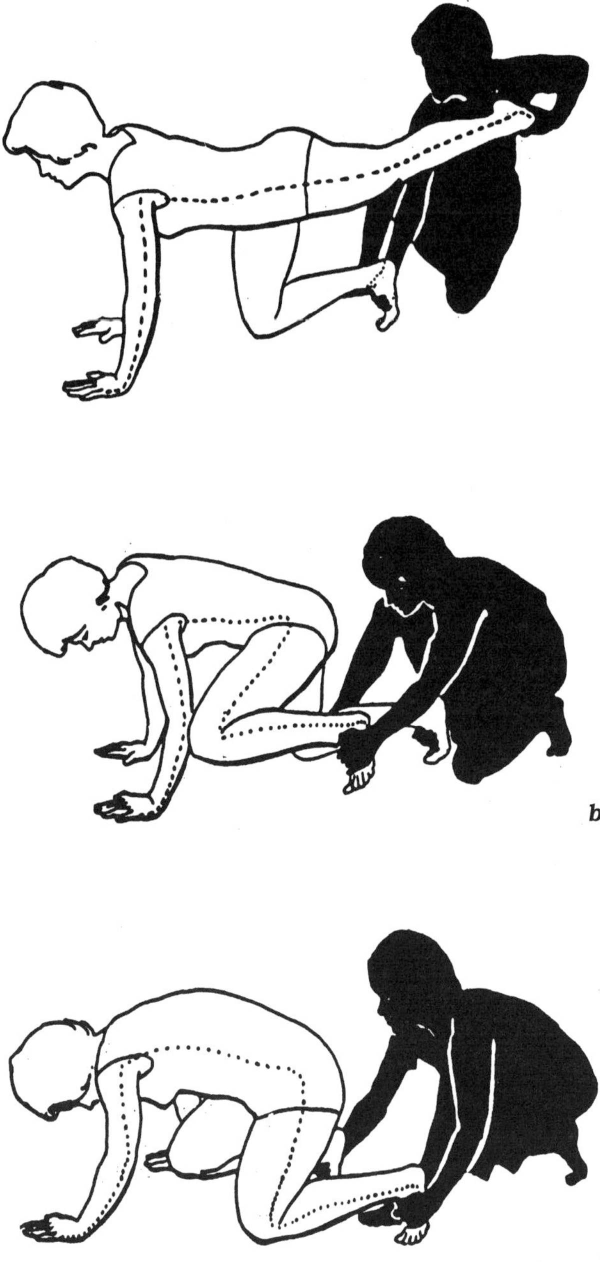

a)

b)

c)

Abb. 33: Kriechübung nach PNF (aus Ionta, Voss und Myers).

Auch bei weniger schwer betroffenen Patienten kann mit ähnlichen Techniken z. B. die Schrittstellung erarbeitet werden. Alle Abläufe sollen fließend erfolgen. Approximation und rhythmische Stabilisation sind auch beim Zerebralparetiker vorteilhafte Techniken. Auch die Vibration, die zum Erwerb des Bewegungsgefühls beiträgt, kann mit Nutzen besonders an den Streckern und Abduktoren des Hüftgelenks angesetzt werden.

Vorzüge der PNF-Methode

- Beeinflussung des ganzen Körpers
- Anwendung korrekter Muskelaktionsfolgen (Timing)
- Betonung von Rotationsbewegungen
- Dosierter Einsatz von Widerstand.

Die Widerstandsanwendungen werden den Fähigkeiten des Kindes entsprechend dosiert. Oft ist es nur Führungskontakt, der die Bewegung des Kindes leitet und ihr Sicherheit verleiht. Nicht selten wird eine Bewegung erst durch Widerstand ermöglicht.
Der Widerstand scheint, wie auch in der Vojta-Behandlung, geeignet zu sein, den gesteigerten spastischen Tonus herabzusetzen und tonische Muster zu vermindern. Da die reflexmotorischen Bewegungsschablonen stets von phasischen Intentionen ausgehen, können sie sich gegen Widerstand nicht einstellen.
Widerstand und manueller Kontakt werden im Laufe der Behandlung reduziert, bis das Kind imstande ist, die Bewegungsformen aktiv auszuführen. Im allgemeinen wird in mittleren Bewegungsbereichen und von distal nach proximal gearbeitet.
Auch Materialien wie Bälle, Reifen, Ringe und anderes sportliche Gerät werden in der PNF-Behandlung nicht ausgeklammert. Sie werden bei leichten Formen von Störung benutzt, um z. B. Körperreaktionen im freien Raum zu schulen.

Krankengymnastik bei Hypotonie und Ataxie

Wenn bei Kindern mit genereller schwerer Muskelhypotonie ein fortschreitendes Leiden ausgeschlossen werden konnte und die zerebrale Genese gesichert ist, unterliegen sie ebenfalls der Notwendigkeit krankengymnastischer Behandlung. Es geht dabei dann um die Verbesserung des Muskeltonus. Dazu sind einige Behandlungselemente besser als andere geeignet, nämlich

- Dehnungen
- Gelenkzug und -druck
- Hautreize über Muskeln
- vestibuläre Stimulation

Diese Elemente sind mehr oder weniger auch in den geschilderten neurophysiologischen Verfahren vorhanden, es ist bei Hypotonien aber erfolgversprechender, sie direkt und im Rahmen spielerischer Motivationen anzuwenden.

Rasche Dehnungen

Jede Form von raschen passiven Bewegungen ist dazu geeignet, was z. B. durch Vibrationsgeräte unterstützt werden kann. Auch großräumige aktive rasche Bewegungen im Rahmen von Sport und Spiel sind geeignet.

Gelenkdruck

Die Gelenkapproximation wird bei PNF, aber auch bei Bobath (»axiales Tapping«) verwendet. Dabei wird z. B. eine Gliedmaße erfaßt und in Richtung auf das distale Gelenk zur Unterlage gedrückt bzw. belastet. In rhythmischer Form angewendet, kann so eine starke gelenkstabilisierende Muskeltonisierung zustande kommen.

Hautreize

Über den Muskeln angewendete Hautreize wie die Stimulation mit verschiedensten Textilien und Strukturen, aber auch feine, kitzelnde Reize, können die darunterliegende Muskulatur tonisieren, wie dies vor allem von Rood* gezeigt worden ist.

Vestibuläre Stimulation

Vestibuläre Stimulationen sind mit Abstand die wichtigste Behandlungsform bei zentraler Muskelschlaffheit. Dies ist dadurch begründet, daß der Tonus der Aufrichtemuskulatur, d. h. besonders der Streckertonus, durch vestibulo-spinale Reflexe maßgeblich geregelt

* In Feldkamp u. a. 1989.

wird. Deshalb können vestibuläre Stimulationen die Körpermuskulatur so nachhaltig tonisieren, daß das Kind auch psychisch eine Zunahme an Frische verspürt und dadurch körperlich und psychisch bewegungsfreudiger, aber auch lernbereiter wird.
Die vestibuläre Stimulation ist durch J. Ayres weltweit bekannt geworden. Diese wandte sie zunächst für lerngestörte Kinder an.

Die *vestibuläre Stimulation läßt sich in drei Formen* anwenden.

a) Lageveränderungen des Kopfes im Raum, z. B. durch drehende Bewegungen, Rollen am Boden, Überschlagsbewegungen (Purzelbaum).
b) Drehende Bewegung. Hierzu gehört Kreiseln oder Rundumschwingen wie im Karussell oder beim Flugzeugspiel. Ayres benutzt Drehstühle oder eine Schaukel.
c) Beschleunigungen. Rasche Geschwindigkeitswechsel im Start und im Abbremsen werden durch Schaukeln, durch rollende Bretter und Schlitten vermittelt, aber auch durch federnde Unterlagen wie Matratzen, Wasserbälle und Trampolins. Dasselbe gilt auch für das Reiten, ob dies nun auf den väterlichen Schultern, dem Schoß der Mutter oder später auf dem Therapiepferd vermittelt wird, ist es in jedem Fall zur Behandlung hervorragend geeignet.

Im spielenden, oft sogar tobenden Tun findet man die drei erwähnten Komponenten sehr oft kombiniert, wie z. B. beim Spiel mit dem Wasserball, beim schwungvollen Rollen oder beim Kreisen. Vestibuläre Stimulation sollte ein für das Kind von Freude begleitetes Spiel bleiben. Ayres meint, daß das Kind selbst die Dosis desselben bestimmt. Es ist deshalb nicht nur zur Behandlung sehr geeignet, sondern auch bei Eltern sehr beliebt und kann dieselben deshalb leicht einbeziehen. *Wegen der starken tonisierenden Wirkung der Vestibulärstimulation ist sie jedoch bei Spastik kontraindiziert**. Leider wird in den Schulen hin und wieder ein pädagogisch geleitetes Vestibulärstimulieren beobachtet, was aber bei bestehender mehr als minimaler Spastik aus den geschilderten Gründen unbedingt unterbleiben sollte.

Entwicklungskinesiologische Behandlung nach Vojta

Dr. Vaclav Vojta ist Neuropädiater aus Prag. Er hat seit 1954 in Zusammenarbeit mit Krankengymnasten eine Methode erarbeitet, die seit nunmehr 28 Jahren auch in Deutschland verbreitet ist.
Die Behandlung ist entstanden auf dem Boden eines eigenen Verständnisses der normalen menschlichen Bewegungsentwicklung, die tiefreichende phylogenetische Wurzeln hat. Unter den zahlreichen phylogenetisch geprägten Voraussetzungen ist die angeborene reflexhafte Fortbewegung wesentlich.

Angeborene Fortbewegungskomplexe

Der gesunde Säugling besitzt ein aus der Phylogenese stammendes Bewegungsrepertoire. Dies ist im Bereich des oberen Hirnstamms koordiniert und ist stammesgeschichtlich auch auf die Amphibien und Reptilien zurückzuführen. Neben einer kriechenden Fortbewegung existiert ein Koordinationsmuster des Überrollens und auch des Schwimmens, letzteres spielt aber für das Behandlungskonzept keine Rolle.
Die angeborenen Möglichkeiten des reflektorischen Kriechens treten beim gesunden Säugling zunächst kaum in Erscheinung, sondern benötigen die Auslösung durch Druck an bestimmten Körperstellen (Auslösezonen). Beim gesunden Kind reicht die Stimulation einer einzigen distalen Auslösezone, z. B. einer Ferse. In der Ausgangsstellung Bauchlage kommt das volle Muster des Reflexkriechens in Gang: unter Anspannung der Nackenmuskulatur dreht sich der Kopf zur Seite des Fersendrucks, der ursprüngliche Gesichtsarm wird gemeinsam mit der gesichtsseitigen Hüfte und dem Bein eingestemmt und übernimmt dabei das Körpergewicht. Dadurch wird die andere Seite von der primären Belastung frei und kann eine Schreitbewegung vollführen: der Arm bewegt sich kopfwärts, das Bein in die Streckung. Dabei wird die Hand geöffnet und supiniert, der Fuß dorsalextendiert und die Zehen werden eingestemmt. Die Gegenseite muß unter dem übernommenen Gewicht eine synchronisierte, stabilisierende Anspannung der Gürtelmuskulatur entwickeln, was sich sowohl auf den Schultergürtel als auch auf den Hüft-Beckengürtel bezieht. Die gewichtsbelastete Seite wird unter Wendung des Kopfes zur Hinterkopfseite. Wird

nun an derselben ein gleichartiger Druck appliziert, ist das Muster eines Doppelschritts vollzogen.
Das Koordinationsmuster des Reflexkriechens kann nicht nur von der Ferse aus, sondern auch von anderen Auslösezonen in Gang gesetzt werden. Dabei kommt es zu weitreichenden *Bahnungen* in der Zusammenarbeit verschiedener Muskelgruppen, die »kettenartig« Rumpf und Extremitäten meist diagonal umspannen. Von besonderer Bedeutung ist die stabilisatorische Anspannung der Gürtelmuskeln unter der Gewichtübernahme, was einer gegen die Schwerkraft gerichteten Muskelaktion entspricht, mit anderen Worten, eine Aufrichtung zeigt, wenn auch nur als reflexhafte Situation. Der stabilen Aufrichtearbeit der gewichtbelasteten Seite steht die phasisch-mobile Aktivität der anderen Körperseite gegenüber. Diese beiden Funktionen lösen sich im rhythmischen Wechsel der Schreitbewegungen ab.
Im Reflexkriechen unterscheidet Vojta drei Gegebenheiten:

1. Die Aktivierung der Körperhaltung (»posturale Reaktibilität«), d. h. die Sicherung der Gliedmaßenstellung als die Voraussetzung für ihre gewichttragenden bzw. bewegenden Funktionen.
2. Die Stabilisation in der Arbeit gegen die Schwerkraft auf der einen Körperseite.
3. Die phasische (Fort-) Bewegung der Gegenseite.

Diese Aktivitäten verdeutlichen, daß es sich beim Reflexkriechen um eine Vorstufe des späteren willkürlich kontrollierten Gehens handelt: Nicht nur der aufrechte Gang des Gesunden besteht aus den Elementen der alternierenden Gewichtübernahme und Fortbewegung, auch Vierfüßlerkrabbeln enthält diese Elemente.
Das Konzept des Umdrehens beinhaltet ganz ähnliche Voraussetzungen wie das Kriechen, indem eine Körperseite das Gewicht übernimmt und die andere eine phasische Drehbewegung ausführt, die nahezu die gleichen Abläufe aufweist wie die Vorwärtsbewegung im Kriechen.
Vojta geht davon aus, daß das neugeborene Kind ohne die angeborenen, phylogenetisch geprägten Voraussetzungen zum Erwerb einer rhythmisch alternierenden Fortbewegung nicht in der Lage sein würde.

Entwicklung der IZP

Sind durch Schäden oder Defekte im Gehirn die angeborenen Möglichkeiten des Reflexkriechens irritiert, kann das Kind keine normale Bewegungsentwicklung nehmen, es muß auf pathologische »hilfsmotorische« Muster zurückgreifen. Diese sind überwiegend vom unteren Hirnstamm gesteuert und beinhalten tonische Reflexschablonen.

Die Spastik ist also kein Primärsymptom, sondern Folge der mangelhaften phylogenetisch-reflexhaften Bewegungsvoraussetzungen. So kann die typische Streckerspastik des Kindes mit Diparese als Pseudo-Aufrichtung verstanden werden, wenn die vertikale Haltung in einem noch stark rückständigen Entwicklungsstadium gesichert werden muß. Diese Pseudo-Aufrichtung vollzieht sich ausschließlich mit den Mitteln der »Hilfsmotorik« und läßt die Elemente der Stabilisation weitgehend vermissen, besonders im Bereich der Gürtel. Es werden statt dessen phasische Bewegungsvorgaben benutzt, die sich tonisch fixieren. Darum wirken sich Gehversuche bei Diparese besonders fatal aus, in dem sie die hilfsmotorische pathologische »Karrikaturaufrichtung«, nämlich die Spastik, verstärken. Da dabei die normalen phasischen Abläufe in der Starre gebunden sind, können diese zur mobilen Fortbewegung nicht mehr eingesetzt werden. Auch von den Armen her können pathologische Streckmechanismen im Bereich der Beine ausgehen, weshalb Patienten mit guter Armfunktion oft besonders heftige Spastik im Bereich der Beine aufweisen.
Die gelegentlich auftretende vorwiegende Spastik der Beugermuskulatur versteht Vojta als Ausdruck fehlender oder mangelhafter Aufrichtemechanismen, wobei das Kind im ersten Entwicklungstrimenon verbleibt. Deshalb findet man die Beugerspastizität gehäuft bei schwer geistig zurückgebliebenen Kindern.

Auch die **Hemispastik** findet bei Vojta eine Erklärung aus der Bewegungsentwicklung: Nur die gesunde Körperseite vollzieht Stabilisation, sie signalisiert dann der kranken Seite die Muster der phasischen Bewegung. Da dies keine alternierende, sondern eine Dauersituation darstellt, kommt es auf der erkrankten Seite zur Erstarrung der phasischen Bewegungsmuster mit Armbeugung und Verkürzung der Körperseite.

Bei **Athetosen** fehlen die Voraussetzungen der stabilen Körperhaltung (posturale Reaktibilität), weshalb beide Körperseiten dauerhaft phasische Bewegungsversuche zeigen. Es kommt also zu großen Mängeln in der Aufrichteentwicklung und auch die phasisch-präzisen Zielbewegungen der Hände und des Mundes können sich nicht entwickeln. Das Konzept nach Vojta zeigt also, daß beim zerebralparetisch behinderten Kind immer die *Mängel in der Stabilisationsfähigkeit,* die gleichbedeutend mit Aufrichtung ist, die Behinderung bestimmen. Der Spastiker kompensiert durch Benutzung phasischer Ansätze zur Haltungsfixation. Der Athetotiker bleibt infolge fehlender stabilisatorischer Aufrichtearbeit ohne Haltungsvoraussetzung.

Frühbehandlung *(Abb. 34–37)*

In der Behandlung nach Vojta geht es darum, die geschilderten phylogenetisch geprägten Konzepte des Reflexkriechens und des reflexhaften Umdrehens wieder herzustellen.
Infolge der Gehirnschädigung ist das reflektorische Bewegen nur schwer auslösbar und erfordert das gleichzeitige Stimulieren zahlreicher Auslösezonen, sowohl an den Extremitäten als auch am Rumpf. Es ist täglich mehrfaches Üben unbedingt erforderlich, Vojta empfiehlt beim jungen Kind viermal tägliche Anwendungen von 15–20 Minuten. Wesentlich ist die Frühestbehandlung, um der pathologischen Bewegungsentwicklung vorzubeugen und durch Wiederherstellung der Bewegungsvoraussetzungen die normale Entwicklung zu ermöglichen. Das gesunde Kind zeigt bereits im 2. Lebenstrimenon ein Überwiegen der willkürlich kontrollierten Bewegung über die unwillkürlichen Bewegungsabläufe, weshalb man auch beim geschädigten Kind möglichst noch innerhalb des 1. Trimenons eine volle Wiederherstellung der phylogenetisch geprägten Motorik anstrebt.

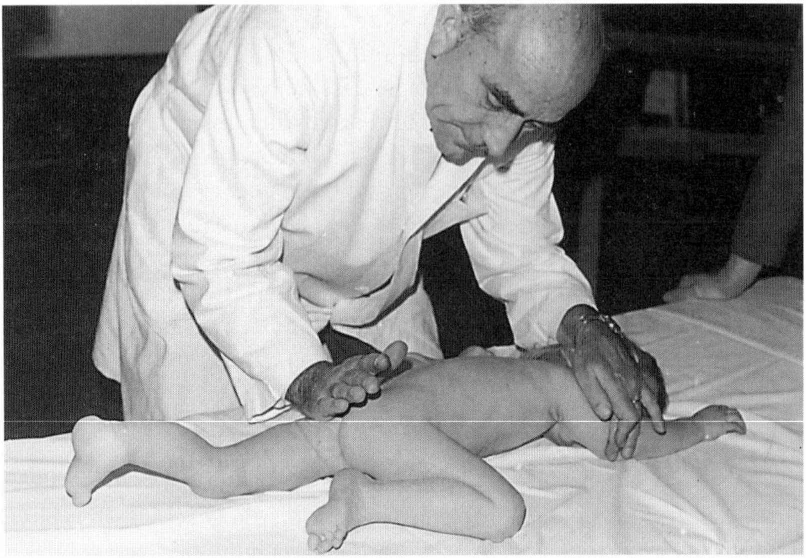

***Abb. 34:* Reflexkriechen unter den Händen von Dr. Vojta.**

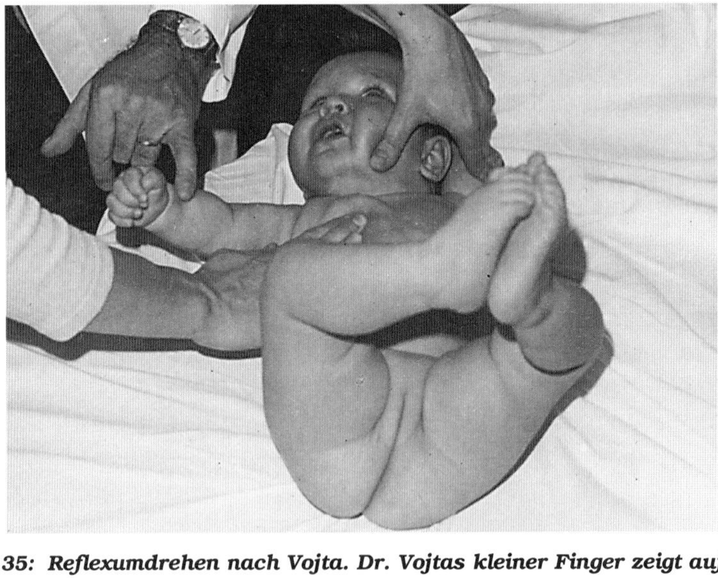

***Abb. 35:* Reflexumdrehen nach Vojta. Dr. Vojtas kleiner Finger zeigt auf eine zusätzliche Auslösezone am rechten radialen Handgelenk des Kindes.**

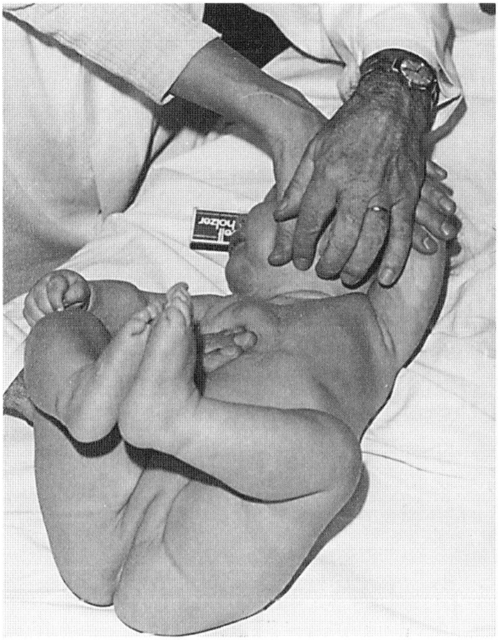

***Abb. 36:** Beginnende Drehung der kindlichen Körperachse unter dem Reflexumdrehen. Auch hier die ergänzende Hand von Dr. Vojta im Bereich den Zungenbodens.*

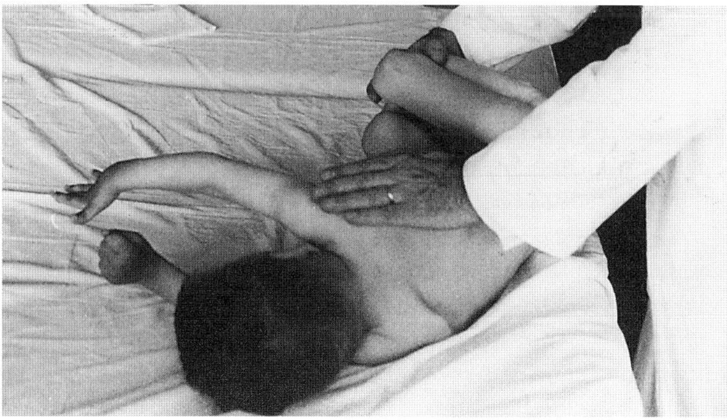

***Abb. 37:** 4. Phase des Drehens unter den Händen von Dr. Vojta.*

Behandlung jenseits des Säuglingsalters

Das Muster des Reflexkriechens oder Reflexumdrehens entspricht also dem Entwicklungsstadium des 1. Trimenon. Vojta erkennt die Mängel dieses Stadiums aber auch noch bei solchen Patienten, die vielleicht schon im Kleinkindalter stehen und sich bereits pathologisch gehend fortbewegen. Seine Theorie ist, daß er auch bei diesen Patienten durch nachträgliche Festigung der Bewegungsvoraussetzungen im Sinne des Reflexkriechens die bestehende Beweglichkeit physiologischer gestalten kann.

Die Therapie nach Vojta kennt auch Ansätze, die der ontogenetischen, willkürlich kontrollierten Motorik entsprechen. Diese greift zurück auf die groben Haltungs- und Bewegungsstadien des gesunden Kindes: im 2. Trimenon aktiv kontrollierte Streckung in der Bauchlage, im 3. Trimenon das kontrollierte Beugemuster des Vierfüßlerkrabbelns, im 4. Trimenon die volle Aufrichtung in der sogenannten zweiten Streckphase. Die Techniken, die auf solche willkürlich gesteuerten motorische Formen zurückgreifen, sind aber bei Vojta äußerst selten indiziert.

Die **Indikation zur Behandlung** wird von Vojta bestimmt durch

1. Mängel in den Bewegungsvoraussetzungen
2. Mängel in der stabilisatorischen Aufrichtearbeit
3. Wiederherstellung der kontrollierten Aktivität von langen Muskelketten.

Diese drei Punkte bedingen, daß die Vojta-Behandlung sich als Frühestbehandlung anbietet. Bei leicht betroffenen Kindern reicht eine Behandlung über einige Monate, meistens muß aber ein bis zwei Jahre lang behandelt werden. Ob noch länger dauernde Behandlungsphasen sinnvoll sind, wird derzeit unter den Neuropädiatern intensiv diskutiert.* Die klinischen Beobachtungen zeigen nach maximal zwei Jahren der Vojta-Behandlung bei den meisten Kindern ein Sistieren der weiteren Erfolge.

Sodann ist die Vojta-Behandlung sehr gut zur Vermittlung von Stabilisation geeignet. Deshalb ist die Vojta-Behandlung besonders sinnvoll bei Kindern mit Athetosen, wo die Haltungsgrundlage besser als mit anderen Methoden vermittelt werden kann.

* Vgl. Karch, Michaelis u. a.

Die **Behandlung als Bahnungssystem** ist, über die bei IZP hinausgehend, bei solchen Leiden angezeigt, wo lokale Lähmungen oder akute Ausfälle bestehen, z. B. bei Armplexuslähmung, aber auch bei Spina bifida oder nach Schädel-Hirn-Traumen. Bei Spina bifida kann die Verschiebung des Lähmungsniveaus um ein bis zwei Segmente nach unten unter der Behandlung deutlich beobachtet werden, auch ist die Besserung der Schließmuskeln an Blase und Darm deutlich erkennbar.

Kritische Stimmen zur Vojta-Behandlung

Da die Behandlung nach Vojta von den Eltern eine sehr intensive aktive und eingreifende Mitarbeit erfordert, das Kind aber meistens mit Abwehr reagiert, zeigen sich Eltern öfters nicht in der Lage die Behandlung durchzuführen. Zwar ist mehrfach nachgewiesen worden, daß bei den behandelten Kindern keine psychischen Schäden zurückbleiben*, jedoch ist unter Psychologen dieser Punkt auch heute noch strittig. Deshalb sollte man die Vojta-Behandlung m. E. solchen Kindern vorbehalten, bei denen diese wohl den anderen Möglichkeiten überlegen ist. Geringfügig geschädigte oder gar Kinder, bei denen lediglich auf Grund der Frühgeschichte Risikoverdacht besteht, sollten dieser Behandlungsform nicht unterzogen werden.

2. Sport als therapeutische Begleitung

So sehr sportliche Betätigungen im Austausch gegen Therapie diskutiert werden, so schwierig ist es, genau definierte therapeutische Zielsetzungen in den Sport zu übertragen. Es fehlt die führende und fühlende Hand des Behandlers, so daß das beobachtende Auge des geschulten Therapeuten umso wichtiger ist. Andererseits ist beim älteren Schulkind und beim Adoleszenten die sportliche Aktivierung zur Beibehaltung der körperlichen Mobilität aus psychologischen Gründen besonders geeignet.
Sportliche Betätigungen werden auf verschiedenen Ebenen angeboten: innerhalb der Körperbehinderten-Schulen spielen sie eine vergleichsweise geringe Rolle, jedoch widmen sich Behinderten-Sportver-

* Vgl. Hellbrügge, Thiesen-Hutter, in Feldkamp, Aufschnaiter u. a., 1989.

eine, die meist durch krankengymnastisch geschulte Ausbilder geleitet sind, verschiedenen Sportarten. Alljährlich finden auf nationaler und internationaler Ebene Wettspiele und Wettkämpfe statt.
Der gruppenmäßige Zusammenschluß wie auch die Möglichkeiten, die noch vorhandene Bewegung zu trainieren und ihre Erfolge zu messen, bedeutet dem Behinderten unabhängig vom Erfolg Freude und Bestätigung. Aus medizinischer Sicht müssen durch geeignete Übungsauswahl und passende Partnerwahl Fehlbelastungen und Überforderungen vermieden werden.
Der Bundesverband für Spastisch Gelähmte und andere Körperbehinderte e.V. in Düsseldorf bietet spezielle Übungsleiterausbildungen an, desgleichen vermittelt der Deutsche Behinderten-Sportverband diverse Angebote für alle Arten von Körperbehinderungen.
Für den Zerebralparetiker sind einige Sportarten besonders geeignet. Dazu möchte ich nennen: Radfahren, Schwimmen, Skifahren, Kegeln, Rudern, Rollschuhfahren, Bogenschießen, Tanzen, Pedalo-Übungen, Rollstuhlrennen- und -Slalomfahren, Speerwerfen und insbesondere das therapeutische Reiten.

▪ Am meisten verbreitet von diesen Aktivitäten ist das **Fahrradfahren**. Es ist erstaunlich, wie selbst relativ schwer behinderte Kinder das selbständige Fahren auf dem stabilen Behindertendreirad noch erlernen können. Um dies auch der Therapie nutzbar zu machen, wird aber weniger auf Geschwindigkeit als auf Haltung geachtet: Der Sattel sollte möglichst hoch angebracht sein, um Streckung im Hüftbereich zu gewährleisten, und die Füße sollten behindertengerecht befestigt sein. Letzteres bedeutet, daß Kinder, die sich selbständig fortbewegen können, nicht mehr von fremder Hand angeschnallt werden sollten.

▪ Das **Schwimmen** mit Behinderten wird gern als Rückenschwimmen angeboten. Zwar wird dem Kind dabei einiges an aktiver Arbeit abgenommen, jedoch ist es erforderlich, daß es sich gut und locker streckt und gut atmet. Dagegen kommt Brustschwimmen nur für gering Behinderte infrage. Diese können zusätzliche Gewinne durch die musterhemmenden Bewegungen der Arme und der Beine gegen den Widerstand des Wassers erreichen.

▪ Das **Skifahren** hat eine Bedeutung, nicht nur für die Schulung der Balance, sondern auch für das Fahren paralleler Spuren, was dem

Spastiker schwerfällt. Demgegenüber wird das Ausüben von Bogenfahrten zurückgestellt.

Kegeln, Rudern und Bogenschießen sind Sportübungen, bei denen besonders die obere Körperhälfte gefordert ist. Bei diesen drei Fällen handelt es sich um Widerstandsübungen, die deshalb geeignet sind, Spastik im Bereich von Nacken, Schultern und Armen zu mindern.

Rollschuhfahren, Tanzen und Pedalo-Übungen setzen gute Koordinationsmöglichkeiten voraus, sind also nur für Leichtbehinderte geeignet. Dabei ist die Gewichtübernahme von einem Bein auf das andere unter Beibehaltung der Balance von großer Bedeutung. Unbedingt ist bei solchen Sportarten auf eine gute Haltung des Körpers zu achten.

Übungen im Rollstuhl sind auch bei relativ schwerer Behinderung möglich. Abgesehen von der Ausnahme der Wettkampfsituation sollte dabei mehr auf Geschicklichkeit als auf Geschwindigkeit geachtet werden.
Ein besonderes Kapitel stellt das *Reiten* dar. In der Sprechstunde wird gewöhnlich gefragt, ob für das Kind Hippotherapie empfohlen werden könne. Dies ist nur dann zu bejahen, wenn therapeutische Aspekte gegeben sind, da nicht jedes Reiten auch gleichzeitig Therapie ist.

Der Umgang mit dem Pferd steht unter folgenden Gesichtspunkten:

- psychologische Einstellung auf das Pferd
- Anpassung an die Bewegungen des Pferdekörpers
- eigene Aktivitäten
- Ausnutzung verschiedener Gangarten.

Die psychische Einstellung bedeutet für das Kind ein starkes Erlebnis in der Begegnung mit dem Pferd. Die Tatsache, daß das Pferd auf das Kind reagiert, es ansieht, anschnaubt, sich von ihm streicheln läßt, sind sehr große Eindrücke. Auf das Pferd gebracht, spürt das Kind die Wärme des Pferdes, schlicht dessen Eigenleben. Später merkt das Kind, daß es vom Pferd erkannt und akzeptiert wird. Es stellt sich eine Partnerschaft mit dem Lebewesen Pferd ein.

Die *Einstellung auf die Bewegung des Pferdekörpers* beginnt bereits mit dem besonderen Sitz, den der Pferderücken erforderlich macht: relativ starke Spreizung der Beine, Aufrichtung des Beckens, symme-

trische Belastung, Eindrücken der Fersen, was einer Außenrotation auch im Hüftbereich entspricht. Auch das schwerer behinderte Kind beginnt, im Gang des Pferdes dessen Bewegungen zu spüren und muß lernen, sich zunehmend darauf einzustellen. Diese Bewegungen, die man gelegentlich im Film in Zeitlupe dargestellt sieht, sind mehrdimensional, der Pferderücken bewegt sich nicht nur nach vorn, sondern auch zur Seite, in diagonalen und auch in den vertikalen Richtungen. Das mehr als leichtbehinderte Kind bedarf deshalb zunächst der Unterstützung, kann aber mit zunehmender Praxis lernen, sich diesen Bewegungen immer besser anzupassen.
Die eigenen Aktivitäten des Kindes spielen sich bevorzugt im Bereich der unteren Körperhälfte ab: Kontrolle der Beckenstellung, Abspreizung und Außenrotation der Beine bei gleichzeitigem Andrücken der Schenkel und das rhythmische »Mitmachen« der Pferdeschritte aus den Hüften heraus sind sinnvolle motorische Elemente.
Das Ausnützen der Gangarten pflegt erst zu einem späteren Zeitpunkt des therapeutischen Reitens zum Zuge zu kommen. Dabei muß das Kind bereits Koordinationsmöglichkeiten besitzen, da rasche Gangarten die Nachteile der Vestibulärstimulation mit Steigerung der Spastik zur Folge haben könnten, (fixierte Haltung der Beine und fehlende Hüftstreckung). Schon bei Gesunden ist nach dem Abstieg vom Pferd der sogenannte »Reitergang« bekannt, ein gespreiztes, auswärtsgedrehtes, schaukelndes Gehen. Dies ist als Therapieerfolg für den Spastiker keineswegs wünschenswert, es beruht aber auf den Stimulationen unter raschen Gangarten.
Über die psychologischen und motorischen Effekte hinaus bedeutet das Reiten eine starke **Stimulation des vegetativen Nervensystems**: Kreislauf, Atmung, Herztätigkeit, Magen-Darmtätigkeit, Drüsentätigkeiten werden intensiv angeregt.
Es ist deshalb kein Wunder, daß das Reiten die Kinder in einen Zustand allgemeiner Freude versetzt. Jedoch darf das Reiten nicht zum lästigen Pflichtprogramm werden.

■ Viel zu wenig benutzt werden **sportlich-gymnastische Übungen** in den Turnhallen der Körperbehinderten-Schulen. Dabei ist der Umgang z. B. mit Sportbällen im Rollen, Prellen, Werfen, Fangen, Treten oder Stoßen eine ausgesprochen günstige Koordinationsschulung. Es kommt zum symmetrischen Einsatz beider Körperhälften bei Hemi-

syndromen oder bei seitendifferenter Spastik, zur Balance- und Stabilisationsverbesserung bei Athetosen und Ataxien. Auch ist die Tatsache des Gruppenerlebnisses hilfreich: die Kinder stellen sich aufeinander ein, konzentrieren sich auf den Partner, weichen anderen aus, sind behilflich, arbeiten miteinander. Auch Schwierigkeiten im Bereich sensorischer Integrationen können bei solchen Sportgruppen leicht berücksichtigt werden: Zum Beispiel Aufstellen in gleichmäßigen Kreisen, das Überwinden von Hindernissen durch Unterkriechen und vieles mehr, schult die Wahrnehmung.
Für die Gruppenarbeit sind Gruppenzahlen von drei bis acht Kindern günstig. Muß eine ganze Schulklasse gleichzeitig beübt werden, sind mehrere Therapeuten erforderlich.
Die beim Reiten hervorgehobenen positiven Effekte auf das vegetative Nervensystem gelten mehr oder weniger für alle sportlichen Aktivitäten. Sie bedeuten erhebliche Steigerungen des Allgemeinbefindens und führen damit indirekt zu verbesserten motorischen Möglichkeiten. Es handelt sich um Effekte, wie sie auch bei sogenannten Kurmaßnahmen erzielt werden.

3. Physikalische Therapie und Manuelle Medizin

Wirkungen wie die durch Sport erzielten, können auch durch Möglichkeiten der *physikalischen Therapie* bei den Patienten mit Zerebralparese erreicht werden. Gemeint sind Wasseranwendungen, Massagen, Bestrahlungen, thermische Behandlungen. Besonders in der Verbindung mit Krankengymnastik können diese Verfahren eine allgemeine Verbesserung der motorischen Situation erreichen.
Ein wichtiges Element ist die Vermittlung von Wärme, dies nicht nur im Bereich der Haut und Subkutis, sondern auch der Muskulatur, wie dies z. B. durch elektromagnetische Anwendungen möglich ist.
Eine günstige Verbindung der physikalischen Therapiemöglichkeiten mit Bewegungstherapie wird in *Rehabilitationskliniken* geboten. Ab dem zweiten Lebensdezennium sind kurmäßige Aufenthalte in solchen Rehabilitationskliniken zur Unterstützung der langjährig erfolgenden Behandlung hilfreich. Sie sind geeignet, dem Patienten Bewegungserleichterungen zu verschaffen, die er lange Monate über den Reha-Aufenthalt hinaus auch durch Anwendung selbständig erlernter Techniken ausdehnen kann.

Ausschließliche Anwendungen physikalischer Therapien sind für Zerebralparetiker nicht zu empfehlen. Sie sind allenfalls geeignet, ein lokales Problem zu behandeln, z. B. Schmerzen im Bereich der Wirbelsäulenmuskulatur, die wir bei bewegungsarmen Adoleszenten sehr häufig beobachten. Die günstige Reaktion auf physikalische Anwendungen sollte – wenn irgend möglich – in Verbindung mit der krankengymnastischen Behandlung angestrebt werden.

Manuelle Medizin

Im Drang der Zeit, immer neue Möglichkeiten der Hilfe für unsere schwer betroffenen Kinder zu finden, hat kürzlich die Manualtherapie von sich reden gemacht. Unter anderem sind die Atlastherapie nach Arlen und die Manualmanipulation nach Kosjawkin verbreitet bekannt geworden.

Die Manualtherapie, eine Tochter der Chiropraxis, ist weit über diese Wurzeln hinausgewachsen. Anders als die Chirotherapie früher sieht die heutige Manualmedizin das Leiden des jeweiligen Patienten ganzheitlich.

Unter der Geburt kommt es bei manchen Kindern zu Störungen im Bereich der Kopfgelenke, die sich nicht immer spontan zurückbilden und sich evtl. auf die körperliche Entwicklung auswirken können. Dabei sind nicht nur nervöse Strukturen, sondern auch Gefäße und vegetative Rezeptoren in Mitleidenschaft gezogen. Es kann zu Störungen der Koordination, zu Spasmen, aber auch zu nervösen und vegetativen Dysregulationen kommen.

Für den betreuenden Arzt oder Therapeuten sind Asymmetrien in Haltung und Bewegung, oder Berührungsempfindlichkeit an Kopf und Hals, als Hinweise auf eine mögliche Verursachung im Kopfgelenkbereich anzusehen. Auch die Diagnose eines frühkindlichen Hirnschadens schließt eine zusätzliche Störung der Kopf-Nackengelenke nicht aus.

In solchen Fällen ist eine Manualtherapie der Kopfgelenke angezeigt, jedoch ist sowohl die Diagnostik als auch Therapie beim jungen Säugling unbedingt nur sehr erfahrenen Händen anzuvertrauen.

Spastik ist ein spinales Symptom. Bei Zerebralparesen ist sie Ausdruck einer gewissen Autonomie des Rückenmarks. Möglicherweise können sich im Lauf der Jahre unter den zusätzlich entstandenen

Kontrakturen aufgrund pathologischer Rückmeldungen übersteigerte spastische Reaktionen einschleifen, die durch manualtherapeutische Handgriffe gelindert werden können. Dabei ist es bis heute ganz unklar, wie ein solcher Wirkmechanismus zu verstehen ist. Er kann durchaus auch unspezifischer Natur sein, indem die muskuläre Tonisierung ganzheitlich auf intensiven Reiz reagiert.
Durch den ukrainischen Arzt *Kosjawkin* wurden manualtherapeutische Griffe in der Therapie von zerebralparetischen Kindern populär. Er konnte glaubwürdig zeigen, daß seine russischen Patienten große Erfolge durch diese Behandlung erlebten. Allerdings handelte es sich um gänzlich unstimulierte Heimkinder, so daß die Therapie dort unbedingt auch als Applikation von intensiven unspezifischen sensorischen Reizen verstanden werden muß. Denn die Demonstrationen bei deutschen Kindern ergaben ungleich geringere Lockerungen, wenngleich eine gewisse Wirkung auch bei diesen in der Regel beobachtet wird.
Eine zusätzliche Möglichkeit, manualtherapeutisch lockernd einzuwirken, sind die Techniken des *»faszialen Release«*. Dabei werden weiche, tiefe Griffe an die faszialen Ursprünge der spastischen Muskeln geführt, die viel Einfühlung verlangen.
Bei den manuellen Techniken ist allerdings zu bedenken, daß die Verbesserungen sich ausschließlich auf den Tonus beziehen. Da das zerebralparetische Kind aber zunächst am Mangel von Bewegungskonzepten leidet, die Spastik eigentlich ein Sekundärphänomen darstellt, sind auch die Grenzen in den Möglichkeiten der Manualtherapie offenkundig.
Deshalb werden in Deutschland (und inzwischen auch in der Ukraine) manualtherapeutische Behandlungen mit krankengymnastischen Techniken kombiniert. Gleichzeitig werden vielerorts therapeutisch Bienengift, Akupunktur und Bäder angeboten, was aber als veraltet gelten muß.

4. Ergotherapie und Hilfsmittelversorgung

Das Arbeitsgebiet der Ergotherapie bei IZP-Kindern umfaßt

- Anleitung zur Selbsthilfe
- Übernahme physiologischer Haltung und Bewegung in Alltag und Spiel
- Unterstützung der pädagogisch-psychologischen Entfaltung, Integrationstraining
- Förderung der Arm/Handbetätigung
- Hilfsmittelversorgung.

Selbständigkeit im Alltag

Das Selbständigkeitstraining im Alltag ist die primäre Aufgabenstellung in der Ergotherapie. Das zerebralparetische Kind ist vom Elternhaus oft überbeschützt und unterfordert. So kann es sein, daß es weder selbständig die Toilette benutzen, noch sich selbst anziehen oder waschen kann, obwohl die Bewegungsmöglichkeiten, vielleicht mühsam, dafür ausreichen würden. Ist die Behinderung schwer, sollte das Kind wenigstens angeleitet werden, nach besten Kräften in den Alltagsverrichtungen mitzuhelfen. Dazu ist viel Zeit und Geduld und enge Zusammenarbeit mit der Familie erforderlich. Dabei soll neben der größtmöglichen Selbständigkeit ein möglichst physiologisches Bewegen zur Anwendung kommen, wobei optimale Hilfen gefunden werden müssen. So erfolgt beispielsweise die ausführliche Bekleidungsberatung, um dem Kind die zweckmäßige Abfolge beim Anziehen eines Kleidungsstücks zu ermöglichen.

Ähnliches gilt für andere Betätigungen im Alltag, so in Bad und Toilette, oder beim Essen und Trinken. Kleine Hilfsmittel, spezielle Handgriffe, rutschfeste Unterlagen, Spezialtassen u. a. sind hier zu nennen.

Den Eltern wird nahegebracht, daß ihr Kind, obwohl noch im Kindergartenalter, zur eigenen Versorgung beitragen kann. Es gilt auch, dem Kind Verantwortlichkeiten zu übertragen, um es zu einem aktiven Mitglied der Familie zu machen. So sollte man dem Kind schon im Kleinkindalter erlauben, selbständig zu essen, auch wenn dies mit Unsauberkeit einhergeht.

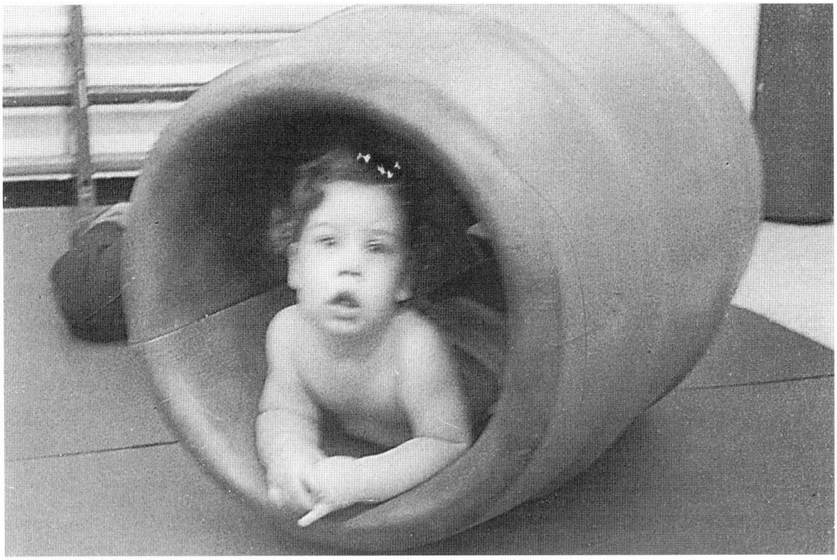

Abb. 38: Spielerische Übung des Gewichtverlagerns in der Ergotherapie.

Übernahme physiologischer Haltung und Bewegung im Alltag (*Abb. 38*)

Nicht nur bei den Alltagsverrichtungen, sondern auch beim Spiel oder bei der Erledigung von Aufgaben wendet das Kind die in der Krankengymnastik erarbeiteten Bewegungsabläufe an. Die Ergotherapeutin wird sich also mit der Krankengymnastin rückkoppeln. Korrekter Sitz, weiträumiges Hantieren, hinreichende Körper- und Gliedmaßenrotationen, stützende Gewichtsverlagerung auf eine Körperseite und hinreichende Kopf- und Rumpfkontrolle bei guter Beinhaltung sind Inhalt der gemeinsamen Bemühungen.

Unterstützung der pädagogisch-psychologischen Entfaltung, Integrationstraining (*Abb. 39*)

Die Ergotherapie hat sich in enger Zusammenarbeit mit der Psychologie speziell in das Gebiet der sensorischen Integration eingearbeitet. Dabei geht es um spielerisches Erkennen und Unterscheiden von

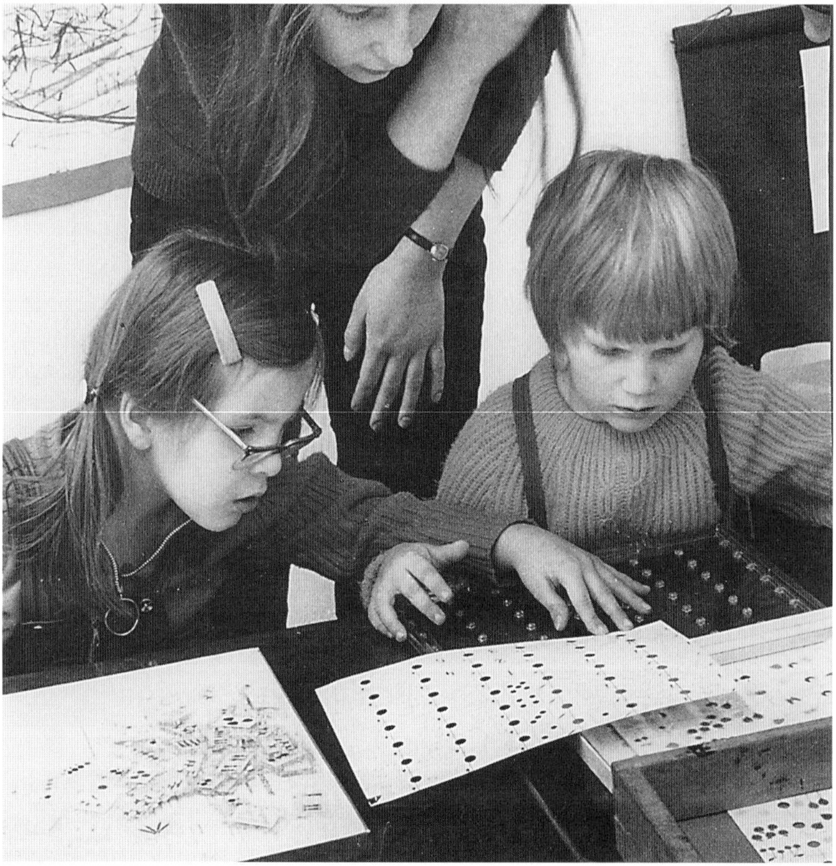

Abb. 39:* *Erarbeitung von Farben-, Formen- und Größenbegriffen in der Ergotherapie.

Formen, Mengen und Größen, von Links-Rechts-Verschiedenheiten und Beziehungen von Körpern und Strukturen im Raum. Hier ergibt sich stets eine intensive Zusammenarbeit mit Pädagogen (Erzieher, Lehrer) und Psychologen (vgl. S. 152f), Ergotherapeuten und Krankengymnasten.

Bekannt und verbreitet sind die Tests nach Frostig oder Ayres, die die Fähigkeit des Kindes zur Wahrnehmungsintegration ermitteln. Etwa ab dem Alter von vier Jahren können auf diese Weise schon Rück-

schlüsse auf spezielle Schwierigkeiten gewonnen werden, so daß eine entsprechende Therapie eingeleitet werden kann. Die Ergotherapeutin ist auch beim unreiferen Kind in der Lage, beginnende Störungen der Wahrnehmungsintegration festzustellen, z. B. an der Unfähigkeit des Kindes, ähnliche Bilder als verschiedene zu erkennen, sehr einfache Puzzles richtig aneinanderzubringen oder einfache Formen in entsprechende Aussparungen eines Formbretts einzupassen.
Während das Testen beim Kindergarten- oder Schulkind oft von Erziehern und Psychologen durchgeführt wird, ist die Aufgabe des Integrationstrainings meistens in den Händen der Ergotherapeuten, die durch ihre spezielle Ausbildung dazu vorbereitet sind.
Defizite im Wahrnehmungsbereich pflegen sich im Schulalter vor allem im Umgang mit Zahlen, d. h. in Mathematik auszuwirken. Sie beeinträchtigen aber auch die Fähigkeit, richtige Schlußfolgerungen zu ziehen und in abstrakten Begriffen zu denken. Im Alltag werden Störungen der Wahrnehmungsintegration gewöhnlich bei Schwierigkeiten, Situationen zu beurteilen, Dinge zu ordnen und einzuordnen, evident. Schwere Wahrnehmungsstörungen beeinträchtigen deshalb sowohl die Intelligenzentfaltung als auch die Selbständigkeit in wechselnden Alltagsbeanspruchungen.

Förderung der Arm/Handbetätigung (*Abb. 40*)

Während in der Krankengymnastik Arm und Hand in grobmotorischer Weise berücksichtigt werden, spezialisiert sich Ergotherapie auf die Verbesserung der Feinkoordination. Dabei geht es insbesondere um die sogenannte Graphomotorik. Arm/Hand-behinderte Kinder benötigen Führung und Anleitung, manchmal auch spezielle Schreib- oder Malhilfen, um Erfolge zu haben. Es ist allerdings ein Fehler, die gewünschten Fähigkeiten der Feinmanipulation, beispielsweise Umgang mit Nadel und Faden, Flechten, Fingerspiele, direkt zu üben. Dies könnte Spasmen provozieren. Es geht um eine gute, spannungsfreie Körperhaltung unter der Betätigung sowie Erarbeitung der stabilisatorischen Voraussetzungen. Nur bei sicherer, entspannter Körperhaltung sind im Bereich der Arme und Hände optimale Bewegungsvoraussetzungen gegeben. Die Ergotherapeutin arbeitet besonders beim jungen Kind mit Materialien wie Knete, Gummibällen, und anderem Material, welches meist größeres Format oder Gewicht auf-

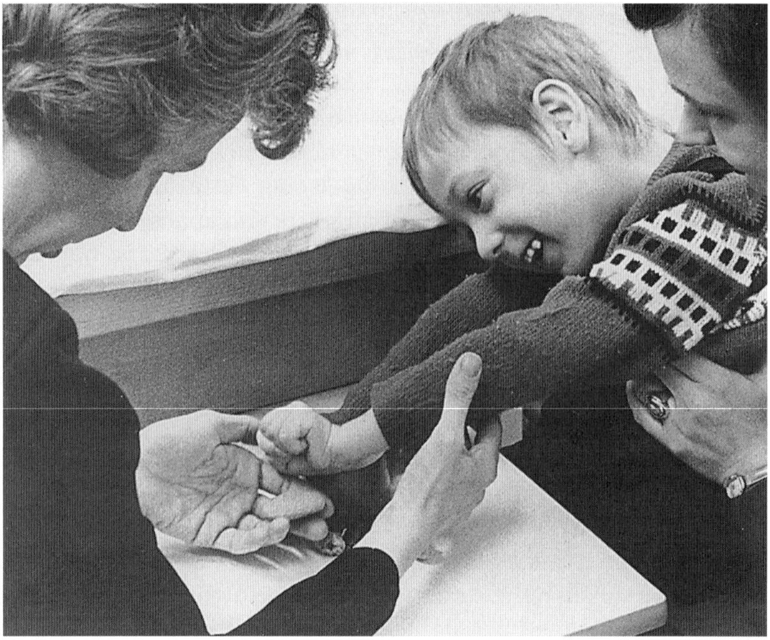

Abb. 40: Arm-Hand-Funktionstraining in der Ergotherapie.

weist und so den Bewegungen der Kinder Weiträumigkeit verleiht oder Widerstand leistet. Gemalt wird eventuell mit der ganzen Handfläche; es wird gedrückt, geklatscht und geformt.
Beim älteren Kind kommen funktionelle Gesichtspunkte verstärkt in den Vordergrund, so daß z. B. gute Stiftführung beim Schreiben oder auch Schreibmaschinentraining bei starker Arm/Hand-Behinderung eingesetzt werden. Auch dabei ist eine enge Zusammenarbeit mit der Krankengymnastik erforderlich.

Hilfsmittelversorgung

Der Markt der Behindertenhilfen ist heute schier unüberschaubar. Wer in einer einschlägigen Veranstaltung Messehallen durchwandert, versteht, daß die korrekte Versorgung des Behinderten heute Spezialistensache ist.

Sitzhilfen, Fahrstühle *(Abb. 41)*

Die Hilfsmittelversorgung ist imstande, des Patienten Haltungs- und Bewegungsvermögen wirksam zu unterstützen. Am häufigsten bezieht sich dies auf geeignete Sitzgelegenheiten bei nicht gehfähigen Kindern. Richtige Stellung der Gelenke, feste Rückenstütze, federnd-feste Sitzfläche und Fußauflagen sind einige Grundvoraussetzungen des guten Sitzens.

Dies gilt sowohl für das Gefährt außerhalb der Wohnung als auch für die benutzten Stühle in der Wohnung, im Kindergarten und in der Schule. Auch auf der Toilette sollte das schwergeschädigte Kind sicher sitzen. Für spastische Kinder ist ein unsicherer Sitz auf der Toilette kaum zu vereinbaren mit einem erfolgreichen Toilettentraining.

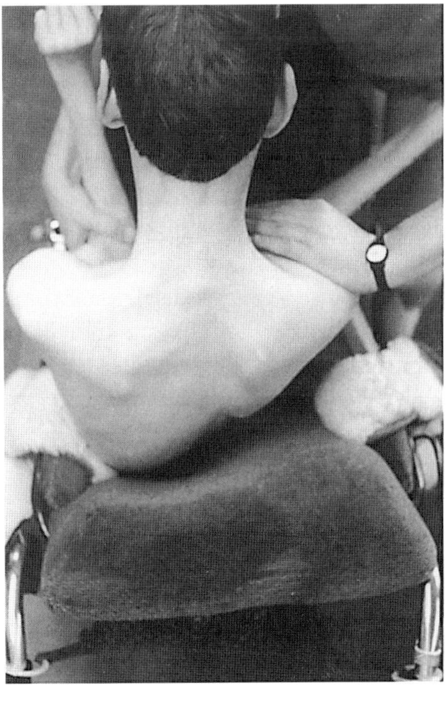

***Abb. 41:** Beim Versuch, einen Patienten mit Beckenschiefe gerade in den Rollstuhl zu setzen, kommt es zur skoliotischen Wirbelsäulenverbiegung (links). Die Drehung des Oberkörpers zeigt, daß die Skoliose noch kaum fixiert ist (rechts).*

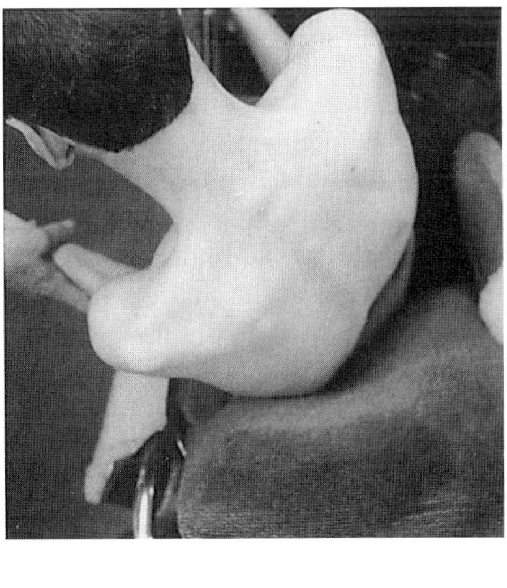

Für das kleinere Kind ist es meistens wichtig, daß der Kinderwagen die notwendigen Verstellmöglichkeiten, z.B. der Rückenlehne, aufweist und dem Rücken eine gute Führung gibt. Bei großen Problemen mit der Kopf- und Rumpfkontrolle kommt ab dem Alter von zwölf Monaten die individuelle Anfertigung einer Kunststoffsitzschale, gewöhnlich mit Schaum ausgepolstert, mit Kopfstütze und Schürzenbegurtung in Frage. Diese ist gut transferierbar und im Wagen, im Auto oder im Kinderstuhl verwendbar.

Auch in der Rollstuhlversorgung geht es um die richtige Kopf- und Rumpfführung, die Armstützen, die Griffigkeit der Räder und um die Gestaltung des Fußbrettes. In der Wohnung oder in den Einrichtungen muß die Kombinierbarkeit des Stuhles mit einer Arbeitsplatte, besser noch einem Arbeitstisch, gewährleistet sein. *Die Kniegelenke sollten einen stumpfen Winkel zeigen.*

Es geht nicht nur darum, daß des Patienten Erfordernisse durch die Bestuhlung gedeckt werden, sondern auch für die Betreuer muß das Gerät gut hantierbar sein. Der Kinderwagen soll z.B. wendig und leicht fahrbar sein. Das größere Kind benötigt Fahrzeuge mit gut lenkbaren Rädern. Die Gurte sollen leicht zu öffnen und zu schließen sein. Das Gewicht des Gerätes darf nicht zu groß sein. Das Gerät muß faltbar sein, so daß es im Auto verstaut werden kann.

Je behinderter und größer das Kind ist, umso schwieriger gestaltet sich die richtige Versorgung. Zur Auswahl der Hilfsmittel tritt die Schwierigkeit des Transfers hinzu. Es genügt zum Beispiel nicht, daß das größere Kind in einem guten Sitz im PKW sitzt, es muß möglich sein, es aus dem Autositz direkt in einen passenden Rollstuhl zu bringen. Schließlich sind die häuslichen Gegebenheiten zu berücksichtigen. Das Leben auf einem Bauernhof in hügeliger Umgebung oder in einer Stadtwohnung macht unterschiedliche Hilfsmittelausstattungen erforderlich.

Andererseits sollte der Patient nicht überversorgt werden. Viele Kinder »hängen« zeitweilig schief im Stuhl, können sich aber selbständig aufrichten, wenn sie dies wirklich benötigen. Bei der Hilfsmittelausstattung solcher Kinder gilt zu bedenken, daß auch der Gesunde nicht immer in korrekter Haltung sitzt. Nur Haltungen, die vom Kind schwer oder gar nicht aktiv korrigiert werden können, müssen passiv unterstützt werden.

Überversorgt wird zuweilen auch ein Kleinkind, welches sich am Boden gut fortgewegen kann. Das selbständige Fortbewegen am Boden ist für die Bewegungsentwicklung von großer Bedeutung und sollte nicht durch vorzeitiges Einbringen in einen Selbstfahrrollstuhl unterbrochen werden. Mit Schuleintritt ist es früh genug, ein kriechfähiges Kind mit einem Selbstfahrrollstuhl zu versorgen.

Ähnliches gilt auch für die Versorgung mit Elektrorollstühlen. Es zeigt sich, daß diese die aktiven Tätigkeiten des Patienten stark hemmen, so daß sie keinesfalls vor dem Alter von zwölf Jahren gegeben werden sollten. Nach dem Alter von zwölf Jahren besteht allerdings beim halbwegs intelligenten Kind kein Gegenargument mehr gegen die Versorgung mit dem E-Stuhl. Nur bei geistigen Behinderungen ist strenge Prüfung und Erprobung auf die Tauglichkeit des Patienten zur Führung des E-Stuhls erforderlich.

Weitere Hilfsmittel dienen der *Unterstützung der selbständigen Fortbewegung,* wenn freier Gang nicht oder nur unsicher möglich ist. Dazu bietet sich das Reha-Dreirad an, welches durch verschiedene Zusatzteile auch für schwerer Behinderte geeignet ist. Ab dem Alter von 1 ½ Jahren ist bereits Versorgung möglich. Das Radfahren erfordert etwa die gleichen motorischen Voraussetzungen wie der Vierfüßlergang. Kinder, die diesen zwar noch nicht beherrschen, wohl aber schon robbend oder hüpfend zur gezielten Fortbewegung imstande sind, sind auf dem Dreirad gut trainierbar. Nur Kinder, denen jede gezielte Fortbewegung noch fehlt, sind für das Dreirad weniger geeignet. Andererseits sind frei gehfähige Kinder mit einem Dreirad meist überversorgt, ihnen ist eher ein Zweirad zu empfehlen, wobei spezielle hydraulische Stützräder zusätzlich angebracht werden sollten.

Um dem Haltungsmuster der Beugung beim nicht gehfähigen Kind entgegenzuwirken, empfiehlt es sich sehr, auch *Stehhilfen* zu geben. Dabei haben sich besonders schräg verstellbare Stehhilfen bewährt, die die Kinder spielerisch zu den sehr wichtigen Aktivitäten im Bereich des Rumpfes anregen. Neuere Ausführungen sind als fahrbare Stehständer im Handel, was sie für Aktivitäten der Schulter-Armmuskeln geeignet macht.

Gehstützen

Spezielle Fortbewegungshilfen für nicht frei gehfähige Kinder, wie Rollator, Deltarad, reziprokes Gehgestell oder Gehwagen sollten nicht vor dem Erreichen des achten Lebensjahrs angewandt werden. Vorher ist es besser, die eigenen Fähigkeiten des Kindes zu fördern, z. B. das selbständige Stehen und Gehen seitwärts an Wänden und Möbeln. Durch das Vorwärtsgehen mit Gehhilfen wird beim jüngeren Kind die Spastizität nachhaltig gesteigert und eventuell sogar eine Hüftluxation riskiert. Das Erproben von Gehhilfen liegt meist in den Händen der Krankengymnastik. Stock- oder Vierpunktstützen können, da sie zur Balance beitragen, günstig sein.

Badhilfen und Sonstiges

Wichtig ist auch die Handhabung des behinderten Patienten im Bad. Soweit hier Selbständigkeit mit Hilfsmitteln möglich ist, sollte dies auch trainiert werden. Oft reichen dazu spezielle, verschiedene Griffe im Umfeld der Badewanne. Bei schwerer Behinderung sind andere Hilfen erforderlich, wobei es sich besonders bewährt hat, wenn das größere Kind nicht mehr unten aus der Wanne gehoben werden muß. Verstellbare, in die Wanne hineinreichende Liegen sind eine Alternative, auch Badewannensitze können infrage kommen. Sehr zu empfehlen sind aber auch eingebaute befahrbare Duschen, insbesondere dann, wenn die Familie eines Behinderten ein Eigenheim baut.

Die *Bauberatung* fällt auch in anderer Hinsicht in den Bereich der Ergotherapie. Rampen und Geländer bis hin zum Treppenlift können vom Markt zur Verfügung gestellt werden.

Zahlreiche große und kleine weitere Hilfen können hier nicht aufgezählt werden. Es ist anzustreben, daß insbesondere kostenaufwendige Hilfsmittel, die die Patienten eventuell auf einer Ausstellung gesehen haben, vor der Beantragung durch einen Therapeuten begutachtet werden. Oft geht es um große Geldbeträge, die durch die Hilfsmittel für einen Schwerstbehinderten aufgebracht werden müßten.

5. Gipse, Schalen, Schienungen

Die Ausstattung des zerebralparetischen Patienten mit Schienen oder Schalen dient grundsätzlich der Erhaltung einer erreichten oder vorhandenen Stellung. Korrekturen mithilfe von Schienungen sind im allgemeinen nicht möglich.

Gipskorrekturen

Bei jüngeren Kindern können Stellungskorrekturen durch Gipse erreicht werden. Grundsätzlich lassen sich aber nur Streck- und Adduktionskontrakturen bzw. solche, die, wie der Spitzfuß, zum Streckmuster gehören, durch konservative Gipsbehandlung beeinflussen. Beuge- oder Abspreizfehlstellungen sind für diese Maßnahme nicht geeignet, abgesehen von der Nachbehandlung erfolgter Korrekturoperationen.

Hüftspreizgips

In der Behandlung der Hüftgelenke sind postoperative Spreizgipse zwingend geboten, wenn eine drohende oder vorhandene Hüftluxation behandelt wurde. Geschlossene Gipse sollten nur ausnahmsweise länger als sechs bis acht Wochen verbleiben, da sie zu Schrumpfungen der Muskelstruktur (Myomerenschwund) führen.
Ausnahmsweise können auch konservative Hüftspreizgipse infrage kommen, z. B. wenn eine starke Hüftasymmetrie besteht.

Fußgipse

Unterschenkelgipse zwecks Spitzfußredression sind bei Vorschulkindern eine sinnvolle und wichtige Methode. Vor dem Schulalter ist die Korrektur gewöhnlich noch unschwer erreichbar. Voraussetzung ist aber eine noch bestehende passive Dorsalextension!
Der Gips wird in 5–10 Grad Dorsalextension angelegt. Das Fußgewölbe muß gut anmodelliert werden. Verstärkung von bereits bestehenden Knickfüßen ist bei überzogener Indikation leider häufig.
Unterschenkelredressionsgipse sollten sechs Wochen verbleiben, kürzere Behandlungszeiten führen rasch zu Rezidiven. Im allgemeinen werden sie von den entsprechenden Schalen abgelöst. Auch der frühkindliche **spastische Klumpfuß** (Pes varo-cavo-adduktus) läßt sich vor dem Schulalter meist leicht konservativ korrigieren bzw. überkorri-

gieren. Auch hier ist eine sechswöchige Unterschenkel-Gipsbehandlung geeignet, diese Fehlstellung dauerhaft zu beseitigen.
Im Gegensatz dazu ist ein **spastischer Knickfuß** nicht durch Gipsbehandlung beeinflußbar.

Schienen und Schalen

Schienen und Schalen sind nicht nur zur Nachbehandlung geeignet, sondern können auch primär zur Vorbeugung gegen Fehlstellungen oder zur Korrektur weicher Fehlhaltungen verwendet werden.

Handlagerungsschale

Für die spastische Hand ist eine Unterarm-Nachtlagerungsschale mit Streckung von Handgelenk und Fingern bei abgespreiztem Daumen sinnvoll und hilfreich. Sie ist sehr geeignet, die Spastizität der Hand auch in anhaltender Form zu mindern, auch wenn sie nur nachts getragen wird.
Besonders wichtig ist die Unterarm-Nachtschale nach orthopädischen Operationen der Hand.

Hüftspreizschale (*Abb. 42*)

Im Bereich der Hüftgelenke sind Nachtspreizschalen, die das Becken umfassen, nicht hilfreicher als solche, die sich nur über die Beine erstrecken. Keine hüftüberbrückende Schale kann das Becken so weit fixieren, daß dieser Aufbau gerechtfertigt wäre. Um aber ein Seitwärtsverrutschen in eine halbseitig überspreizte, halbseitig adduzierte Haltung zu verhüten, müssen die Füße oder die gebeugten Knie in die Schale einbezogen sein. An den Füßen wird die nächtliche Schalenfassung oft schlecht vertragen und bei Lagerung mit gestreckten Knien häufig Morgensteifigkeit angegeben. Demgegenüber wird die im Knie gebeugte Schale, die individuell auch fußfrei sein kann, recht gut vertragen. Anders als die Bein-Fuß-Schale erlaubt sie auch das Liegen auf dem Bauch oder auf der Seite.

Unterschenkelschalen (*Abb. 43*)

Für die Füße sind dorsale oder lateral angebrachte Schalen zur Spitzfuß-Nachbehandlung oder -Vorbeugung angezeigt. Obwohl die Wadenmuskulatur teilweise das Knie überbrückt, ist es wenig zweckmä-

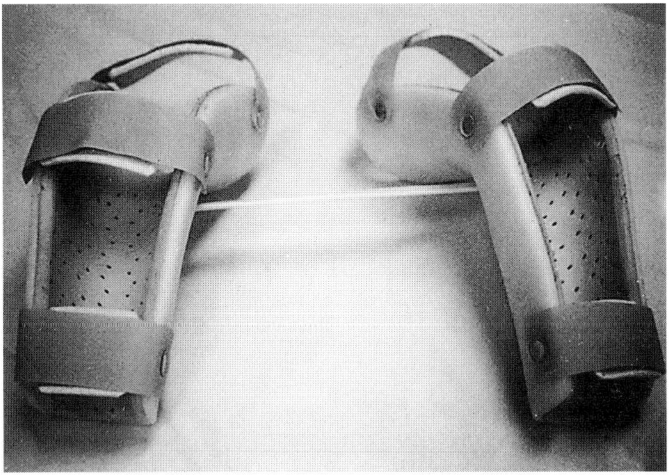

Abb. 42: Typische Spreizschale in fast rechtwinkliger Kniebeugung.

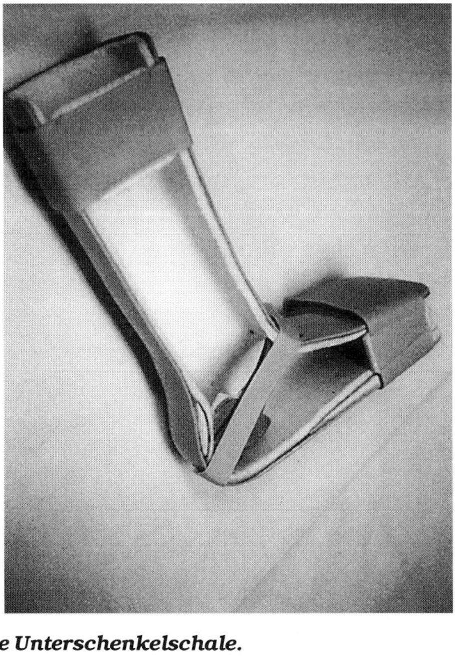

Abb. 43: Typische Unterschenkelschale.

ßig, das gestreckte Knie in die Fußschale einzubeziehen, weil dies die Toleranz, wie auch schon bei der Spreizschale erwähnt, beeinträchtigt. Für alle Schalen gilt gleichermaßen, daß sie mindestens *sechs Stunden täglich* getragen werden müssen, um ihren Zweck zu erfüllen. Wenn bei einzelnen schwierigen Kindern das Anbringen der Schale nur von acht bis zehn Uhr abends gelingt, ist kein Erfolg zu erwarten, wie eine Studie von Tardieu und Mitarbeitern (1988) nachwies.

Orthetische Schienungen sind heute nicht mehr sehr beliebt. Sie scheinen den Behinderten zu symbolisieren und kommen deshalb, abgesehen von Rumpforthesen, nur vergleichsweise selten vor.

Das Korsett

10 bis 12 Prozent aller zerebralparetischen Kinder entwickeln mehr als minimale Skoliosen, d. h. solche über 25 Grad (Cobb). Sie sind korsettpflichtig, und die Grundsätze der Behandlung weichen von denen bei Skoliosen anderer Ätiologie kaum ab. Weltweit bewährt hat sich das Korsett nach *Chêneau*. In der Anfertigung muß Sorge getragen werden, daß das Kind dies beim Sitzen tolerieren kann, da überwiegend schwerbehinderte Kinder betroffen sind. Das Korsett wird nur am Tage getragen.

Keinesfalls kann eine Skoliose mit einer Sitzschale behandelt werden.
In der Sitzschale kollabiert die Wirbelsäule in gleichem Maße wie bei der Benutzung unspezifischen Gestühls.

Leider werden häufig Sitzschalen zur Skoliosebehandlung verordnet, sie verhüten lediglich das Übersinken des Rumpfes. Nur Zurichtungen, die in der Form von Drei-Punkte-Pelotten einen aufrichtenden Effekt auf die Wirbelsäule ausüben, sind therapeutisch wirksam.

Beinschienen

Oberschenkelschienen-Apparate kommen bei größeren Kindern nach operativer Korrektur schwerer Kniebeugefehlstellungen vor. Die Apparate sind dann mit Kniegelenk-Sperre ausgestattet und sollten im Fußbereich eine Spitzfuß-Sperre haben, der Fuß kann aber auch starr gearbeitet sein. Auch am Schuh einsteckbare Modelle kommen infrage, sie sind allerdings weniger gebräuchlich. Bei uns hat sich der Einbau einer kräftigen Fersenfeder als Fußteil bewährt. Falls Walkschuhe zur besseren Fassung des Fußes erforderlich sind, müssen im allgemeinen Spezialschuhe gegeben werden, da die handelsüblichen zu eng zu sein pflegen.

Schuhzurichtungen

Fuß-Fehlformen sind bei Zerebralparese eher die Regel als die Ausnahme. Eine frühzeitige, feste Fassung des Fußes ist stets zweckmäßig. Schon am Ende des Säuglingsalters sollten feste Schuhe benutzt werden, wenn das Kind Stehversuche unternimmt. Zunächst reichen handelsübliche Schuhe, aber schon im zweiten Lebensjahr können Spezialschuhe wichtig und sinnvoll sein. Diese können zunächst im Spezialhandel bezogen werden. Dies hat den Vorteil, daß kein Risiko wie bei Maßanfertigungen hinsichtlich der möglichen Fehler und der Verträglichkeit besteht. Der Nachteil ist allerdings die wenig individuelle Anpassung. Wichtigstes Kennzeichen des Spezialschuhs ist in aller Regel die *Festigkeit des Schaftes und der Sohle.*
Der beginnende, noch weiche *Klumpfuß* kann sinnvoll mit Anti-Varus-Schuhen behandelt werden. Der *Knick-Plattfuß* profitiert von einem medial vorgezogenen Absatz. Zusätzlich kann man drei bis fünf Millimeter Innenranderhöhung zur Erleichterung der Rückfußaufrichtung zusammen mit einer Einlagenversorgung angeben.

Einlagen dürfen nicht drücken, deshalb ist Kork-Leder das geeignete Material, ausgenommen bei sehr schlaffen Füßen. Sehr oft ist es nicht möglich, ein hinreichendes Fußgewölbe herzustellen. Man gibt sich aber zufrieden, wenn eine Verschlechterung der Knick-Plattfuß-Fehlstellung verhindert werden kann und die Einlagenversorgung vom Kind toleriert wird.

Orthopädische Maßschuhe (*Abb. 44*)

Im Schulalter kommen mehr und mehr *orthopädische Maßanfertigungen* infrage. Sie sind immer dann indiziert, wenn des Kindes Steh- und Gehfähigkeit durch Zeichen stärkerer Instabilität im Fußbereich gemindert ist. Wir unterscheiden *Stehschuhe von Laufschuhen.* Sind die Schuhe nur für Stehübungen gedacht, sollten sie eine plane, starre Sohle besitzen und die Zehen aussparen. Sind sie dagegen für das Gehen und Laufen gedacht, so müssen sie eine abrollgerechte Sohle haben. Im Normalfall sind die Schäfte starr und in 10-Grad-Vorlage aufgebaut, um des Kindes Körpergewicht hinreichend nach vorn zu brin-

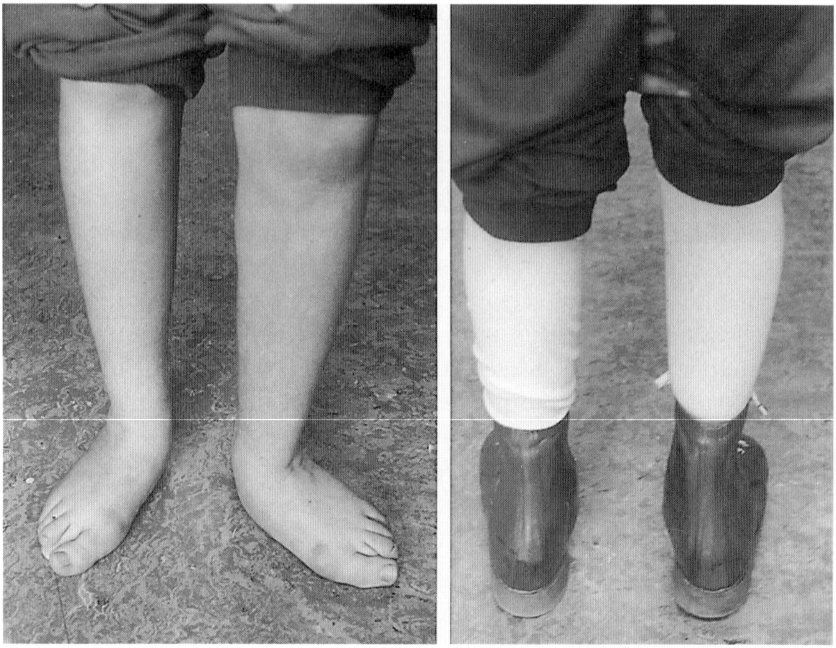

Abb. 44: Aufrichtung der Bein-Fußachse durch starre orthopädische Maßschuhe.

gen. Bei den häufig bestehenden Knickfüßen soll der Schuh medial verbreitert sein, um dem Abknicken entgegenzuwirken. *Mangelhafte Vorlage und mangelhafte Medialabstützung sind häufige Fehler* bei orthopädischen Maßschuhen.
Anstelle orthopädischer Maßschuhe können *Innenschuhe,* starr gearbeitet, benutzt werden. Die Entscheidung zwischen beiden ist weitgehend eine Ermessensfrage und soll mit den Eltern erörtert werden. Innenschuhe führen nicht selten zur Notwendigkeit von Schuhübergrößen, und das doppelte Anziehen und Verschnüren ist aufwendig. Es gibt jedoch Eltern, die diese Versorgung bevorzugen, insbesondere dann, wenn sie an Werkstätten geraten, die sehr leichte, dünnwandige Ausführungen zu arbeiten imstande sind.

IX. Orthopädische Operationen

Orthopädisch-operative Eingriffe beim Patienten mit Zerebralparese sind Sekundärmaßnahmen. Sie versuchen, Fehlstellungen der Körpergelenke zu korrigieren, die sich als Folge der zentralen Störungen ergeben haben. Stets handelt es sich um die Auswirkung des pathologischen Muskelzugs, da die spastischen Muster sich nur an bestimmten Muskeln ausdrücken.
Es ist zu unterscheiden zwischen einer *Fehlhaltung* und einer *Fehlstellung* oder Kontraktur.

Entstehung der Kontraktur

Die Entstehung der Kontrakturen ist Folge einer unausgeglichenen Muskelsituation. Am Beispiel des Spitzfußes bei überwiegend bettlägerigen Menschen wird dies klar. Nicht beanspruchte Muskeln neigen ebenso zur Schrumpfung wie plegische.
Die Tatsache, daß der Zerebralparetiker ein gestörtes Gleichgewicht von Agonist und Antagonist zeigt, wird in orthopädischen Beurteilungen oft ausgesprochen. Dabei wird manchmal übersehen, daß dieses Ungleichgewicht nicht in der Muskulatur, sondern in der zentralnervös gestörten Innervation seine Ursache hat. Man kann sagen, das Ungleichgewicht im Zusammenspiel entsteht nicht in den Muskeln, sondern im Gehirn.

Rezidivgefahr

Diese Tatsache macht verständlich, warum es trotz der fast immer gegebenen krankengymnastischen Frühbehandlung oft zu Kontrakturen kommt. Andererseits wirft sie die Frage auf, wieso die orthopädische

Korrektur einer Fehlstellung überhaupt Aussichten hat, dauerhaft zu sein. Denn bei den gestörten motorischen Konzepten des ZNS wäre eigentlich ein rascher Rückfall in die alte Fehlstellung zu erwarten. In der Tat müssen Rezidive nach Korrektureingriffen immer befürchtet werden, sie treten aber eher selten ein. Gefährdet ist in hohem Maße das sehr kleine Kind unter dem Alter von vier Jahren, sowie das Kind ohne ausreichende Nachbehandlung.

Wir beobachten, daß sich spastische Muster und die dazugehörigen Fehlhaltungen sehr früh entwickeln, und zwar meist zwischen dem Alter von einem und drei Jahren. Danach können sie sich zwar immer weiter verstärken und fixieren, aber Neueintritt einer Fehlhaltung tritt im allgemeinen im Verlauf des Kindergartenalters nicht mehr auf. Auch aus anderen Gebieten der Hirnforschung ist bekannt, daß das Gehirn etwa mit Beginn des Schulalters seine Fähigkeit, ganz neue Funktionen noch zu erwerben, verliert. Das gilt zum Beispiel für angeborene Blindheit oder Taubheit, die man nach dem Alter von sieben Jahren nicht mehr erfolgreich beheben kann: Würde man etwa eine seit Geburt trübe Linse erst im Schulalter entfernen, würde das Kind dennoch auf dem betroffenen Auge blind bleiben. Das Gehirn lernt es dann nicht mehr, Sinnesreize zu verarbeiten. Hier liegt auch der Grund für die Altersgrenzen im motorischen Neuerwerb (s. Prognose S. 148 ff).

Operationsindikation

Die Indikation zur Operation wird keineswegs nur durch die vorhandene Fehlstellung bestimmt. In die Entscheidungen gehen zahlreiche zusätzliche Faktoren ein:

- Motorisches Entwicklungsniveau
- Intellektuelle Fähigkeiten/Wahrnehmungsintegration
- Arm-Hand-Funktion
- Funktion der Sinnesorgane
- Kooperationsfähigkeit
- Soziale Situation.

Ist das Kind *motorisch schwer behindert*, etwa mit sieben Jahren noch nicht imstande, sich anders als durch Robben fortzubewegen, so kann es durch eine operative Maßnahme nicht zur Gehfähigkeit gebracht

werden. Es wird auch unter optimaler Krankengymnastik kein selbständiges Gehen an Stützen erwerben können. Auch ist die Fähigkeit zum gehaltenen Stand oft nur Ausdruck eines hohen Strecktonus und kann keinesfalls als »Stehbereitschaft« eingestuft werden.
Wenn ein Kind den Vierfüßlerstand und -gang noch nicht beherrscht, ist es in aller Regel für jegliche Form einer funktionsverbessernden operativen Behandlung ungeeignet.

Schwere und schwerste *Integrationsstörungen* können sowohl die notwendige postoperative krankengymnastische Rehabilitation schwierig bis unmöglich machen, können aber auch ursächlich für fehlende höhermotorische Funktionen sein. So kann beispielsweise ein siebenjähriges Kind mit dem geistigen Entwicklungsniveau eines halbjährigen Säuglings den freien Gang nicht erwerben, auch wenn es gelänge, die zerebralparetische Koordinationsstörung zu überwinden.

Auch die Störungen etwa des *Sehvermögens* oder der *Arm-Hand-Funktion* verhindert freies oder auch gestütztes Laufenlernen. Sehgestörte Behinderte fühlen sich nur bei festem manuellen Kontakt mit Boden oder Gegenständen sicher. Schwere Störungen der Arm-Hand-Funktion wiederum beeinträchtigen das gestützte Gehen und das Abfangen im Fall.
Große Schwierigkeiten bestehen auch bei *sozialen Umfeld-Problemen*: Zerrüttete Familien, oft auch in ihrem Bereich hilflose Ausländer, sind zuweilen nicht imstande, die notwendige postoperative Nachbetreuung zu übernehmen. Bei fehlender postoperativer Krankengymnastik und Unfähigkeit zur Applikation der notwendigen Schienungen und Hilfen kommt es gewöhnlich rasch zum Fehlstellungsrezidiv.
Schließlich ist auch der *perioperative Streß* zu befürchten, welcher umso größere Steigerungen der reflexmotorischen Übererregbarkeit mit sich bringt, je schwerer der Hirnschaden ist. Diese Seite des operativen Tuns wird häufig übersehen. Es ist deshalb leider nicht selten, daß ein Kind nach einer korrigierenden Therapie, beispielsweise an den Hüften, Einbußen in seiner Fortbewegungsfähigkeit erleidet. Dazu tragen bei

- psychische Belastung durch die Hospitalisationsbedingungen
- Operationsschmerz und -streß
- Intoleranz für die gesteigerten postoperativen therapeutischen Forderungen.

Operationsziele

Die Zielsetzungen der orthopädischen Operationen bei Zerebralparetikern sind folgende:

1. Korrektur von Fehlstellungen
2. Verbesserung oder zumindest Erhaltung der bestehenden Funktion
3. Verbesserung der Pflege
4. Verhütung von voraussehbaren Verschlechterungen.

Zu 1.: **Korrektur der Fehlstellungen**. Der Orthopäde, der einen neurologisch gesunden Patienten behandelt, ist sich kaum jemals bewußt, daß Körperform und Körperfunktion beim Gesunden in idealer Weise übereinstimmen. Er schließt automatisch von normaler Form auf normale Funktion, so daß jede Formabweichung eine Funktionseinbuße bedeute. Diese Regel gilt jedoch nicht für den hirngestörten Patienten. Hier liegen in der Peripherie oft Kompensationen vor, die zu korrigieren funktionelle Einbußen mit sich bringen kann. Deshalb ist es eine der schwierigsten Aufgaben in der Entscheidung zur Operation, das postoperative Bild des individuellen Kindes planend vorausnehmen zu können, und nicht nur das, sondern auch seine in weiteren Lebensjahren mögliche Entwicklung vorherzusehen.
Bei geringerer Erfahrung tut deshalb der Orthopäde gut daran, eine intensive Zusammenarbeit mit einem erfahrenen Krankengymnasten zu suchen.

Zu 2.: **Funktionsverbesserungen** werden zwar meistens erhofft, treten aber nur bei der Minderzahl der Kinder ein. Am ehesten trifft dies auf Eingriffe im Bereich der Kniee und Leisten zu, ist nach Weichteilmaßnahmen eher als nach knöchernen zu erwarten.

Zu 3.: **Pflegerische Operationsindikationen** sind recht selten. Schwierigkeiten der Inguinalpflege sind im Kindesalter kaum jemals so gravierend, daß sie eine Operationsindikation darstellen würden. Gelegentlich können schwerste Kniebeugekontrakturen oder Fußfehlstellungen eine solche Indikation bedeuten, um das Kind leichter rollstuhlfähig zu machen.

Zu 4.: **Verhütung von Verschlechterungen** ist ein häufiger Operationsgrund. Es betrifft alle drohenden Hüftverrenkungen, die kollabierende Wirbelsäule, die progressiven Formen von Kniebeugefehlstellung bei bereits vorhandener Steh- oder Gehfähigkeit. Auch Klumpfuß-Entwicklungen können dazugerechnet werden.

Timing

Bei der Wahl des Zeitpunkts für eine Operation gilt die Regel, daß das Kind jung genug sein sollte, um die operativen Veränderungen optimal verarbeiten zu können, aber doch schon alt genug, um nicht von raschen Rezidiven bedroht zu sein. Meistens ist die Fehlstellung beim jüngeren Kind ja *trotz* der krankengymnastischen Therapie eingetreten, so daß bei Fortwirken der ursächlichen Dyskoordination Rezidive umso wahrscheinlicher sind, je jünger das Kind und je mäßiger die Therapie ist.
Abgesehen von prophylaktischen Indikationen hat sich für Weichteileingriffe die Zeitspanne zwischen fünftem und achten Lebensjahr am besten bewährt, während operative Eingriffe an Knochen meistens später geplant werden.
Die typischen Deformitäten im Bereich der unteren Körperhälfte treten bei der Spastik oder spastischen Mischformen auf. Reine Athetosen entwickeln keine Deformitäten. Andererseits werden die schwersten Normabweichungen bei spastisch-athetotischen Mischbildern gefunden, wobei sich die athetotische Tendenz zur Asymmetrie ungünstig mit der spastischen Fixationstendenz verbindet.
Viele Kinder zeigen Kombinationen von Deformitäten, die mehrere Regionen gleichzeitig betreffen. Dann erhebt sich die Diskussion, ob gleichzeitig oder nacheinander korrigiert werden soll.
Bei geringer Erfahrung ist das Nacheinanderoperieren zu bevorzugen, da die Fehlstellungen benachbarter Gelenke sich gegenseitig beeinflussen. Der Erfahrene hingegen wird dazu neigen, alle Fehlstellungen in einer Operationssituation zu beseitigen, und dadurch die Belastung des Kindes und seiner Familie auf ein Minimum zu reduzieren.

Postoperative Behandlung

Die postoperative Behandlung sollte stets zunächst eine Gipsfixation vorsehen. Die Krankengymnastik wird aber schon am Tage nach der Operation mit Atemübungen, eventuell mit Übungen des Oberkörpers

und der Arme, aufgenommen. Nach Eingriffen an Weichteilen erlaubt der Gips schon bald die Durchführung von Stehübungen und auch das selbständige Bewegen auf rollenden Brettern oder Wagen. Postoperativ wird Sitzen im Rollstuhl ungern und zeitlich eng befristet erlaubt, da der Gips zu einer Überdehnung der ischiokruralen Muskulatur führen könnte. Nach Entfernung des Gipses zeigt sich das Kind in aller Regel hochgradig eingesteift als Auswirkung spinaler nozizeptiver Reflexe. Es ist deshalb eine intensive krankengymnastische Therapie, möglichst zweimal täglich, erforderlich, um die Mobilität der Kinder wiederherzustellen, und sie in den Genuß des Operationserfolgs zu bringen. Nicht selten wird die verbesserte Haltung mit einer totalen Verbesserung gleichgesetzt. Eigene Filmanalysen zeigten uns aber, daß die postoperative Beweglichkeit sehr verschieden ist von der präoperativen, und daß Veränderungen im positiven und negativen Sinne nebeneinander zu beobachten sind.
Meistens ist es zweckmäßig, nach Gipsentfernung das Operationsresultat vorübergehend durch Orthesen oder Schienungen zu fixieren.
Um die Kritik zu schärfen, sind routinemäßige Nachuntersuchungen unentbehrlich. Es zeigt sich, daß die Erfolge der Operationen an Weichteilen in der Regel erst nach sieben Monaten, die an Knochen in der Regel nach neun Monaten definitive sind. Erst zu diesen Zeitpunkten ist die Beurteilung des Operationserfolges möglich.

Betroffene Körperregionen

Fehlstellungen im Bereich der Arme und Hände

Bei Spastik finden sich im Bereich der Arme und Hände, anders als im Bereich der Beine, zwar Dehnungswiderstände, jedoch nur eine geringe Neigung zu fixierten Muskelkontrakturen. Selbst funktionsmäßig schwer betroffene Arme bei Tetraplegie weisen meistens eine freie passive Beweglichkeit auf. Dasselbe gilt auch für Athetosen. Wir finden deshalb fixierte Deformitäten am häufigsten bei Hemiplegie, gelegentlich auch bei Spannungsathetosen.
Bei der Planung von operativen Eingriffen im Bereich der Arme und Hände ist zu berücksichtigen, daß die funktionsgerechte Stellung der Arme die einer Beugung ist. Die Schultern benötigen für den überwie-

genden Teil der Arm-Hand-Funktionen nur eine geringe Abspreizfähigkeit, so daß selbst weitgehende Beschränkungen derselben keine Operationsindikation darstellen.

Operations-Indikationen

Im Bereich des Ellbogens findet man sehr selten hochgradige Verkürzungen des M. bizeps brachii mit Streckdefiziten des Ellbogens von 90 Grad und mehr. Die mit derart schweren Ellbogenbeugekontrakturen behafteten Kinder sind gewöhnlich auch in ihrer motorischen Gesamtsituation schwer beeinträchtigt und aus psychointellektuellen Gründen aktionsunfähig. Dennoch kommt die pflegerische Indikation zu einer Bizepssehnen-Verlängerung vor.
Obwohl die Bizepssehne bei schweren Ellbogenkontrakturen bogensehnenartig vorspringt, verbietet sich eine subkutane Tenotomie, da die Brachialgefäße und der N. medianus unmittelbar darunter gelegen sind. Es besteht eine starke Tendenz zum Rezidiv, so daß langfristige postoperative Schienung erforderlich ist.
Demgegenüber sind Handgelenksflexionskontrakturen (*Abb. 45*), oft bei gleichzeitiger Pronationsstellung, bei hemiplegischen Händen recht häufig. Verursacht wird diese Kontraktur von der Flexo-Pronatorengruppe, die am Epikondylus ulnaris humeri entspringt und u. a. aus den radialen und ulnaren Handgelenksflexoren sowie den oberflächlichen und tiefen langen Fingerbeugern besteht. Dabei pflegt der M. flexor carpi ulnaris am markantesten vorzuspringen. Bei passiver Streckung des

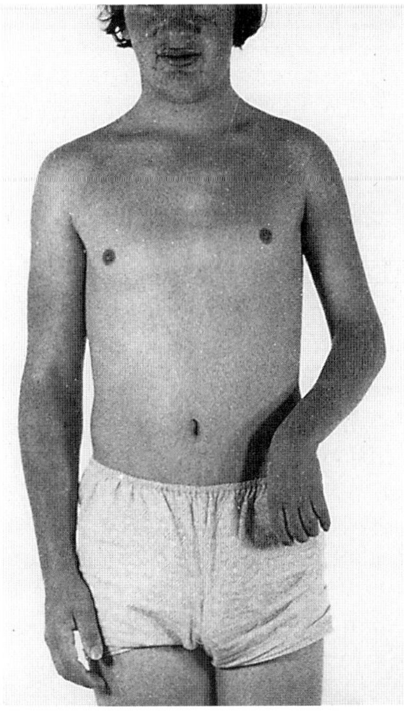

Abb. 45: Patient mit Hemispastik, zur korrigierden Versteifungsoperation des Handgelenk vorgesehen. Die Pro- und Supinationsfähigkeit bleibt dabei erhalten.

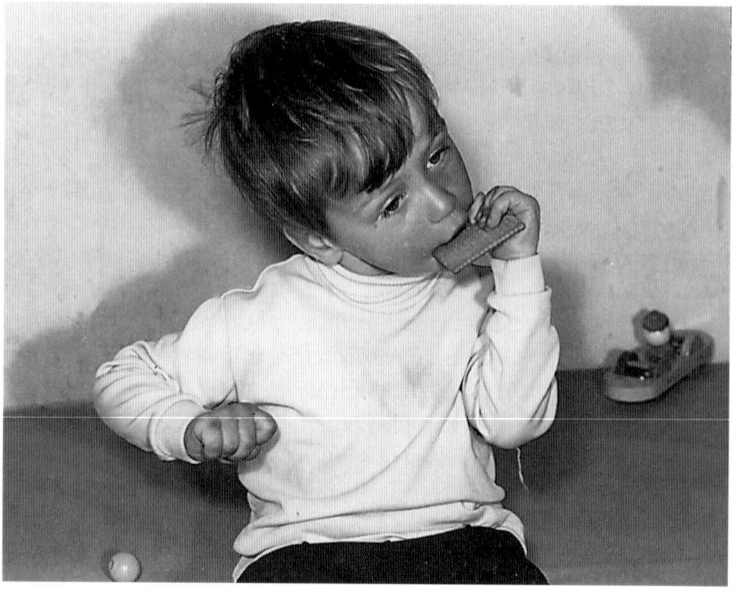

***Abb. 46:** Athetotischer Patient mit funktionell wechselnden Fehlhaltungen, für operative Eingriffe kaum geeignet.*

Handgelenks schließen sich die Finger zur Faust, so daß aktive Handöffnung erschwert oder aufgehoben sein kann.
Die Hand des Patienten mit athetotischen Bewegungssstörungen neigt in den Fingergelenken zu Extremhaltungen. Die Fingergelenke werden entweder fest gebeugt oder überstreckt. Häufig besteht eine starke Abhängigkeit der Handbetätigung von primitiver Reflexmotorik (*Abb. 46*). Die Sensibilität der Hand spielt bei der Indikation zu Operationen im Arm-Hand-Bereich eine bedeutsame Rolle. Etwa zwei Drittel der Hände sind mehr oder weniger stark sensibilitätsgestört. Dies gilt für alle Formen der Zerebralparese. Bei der hemiplegischen Hand pflegt die motorische Einschränkung dem Schweregrad der Sensibilitätsminderung zu entsprechen.
Nicht zuletzt wird die Indikation für Eingriffe im Bereich der oberen Extremität durch die Betrachtung der Funktionsweise bestimmt. Während für die Beine die gewichttragende Funktion, d. h. Stabilität,

im Vordergrund steht, ist für die Arme die Fähigkeit zur Manipulation vorrangig. Die Hände sollen vielseitiges und diffiziles Bewegen leisten. Der Zerebralparetiker tendiert unter der zentralnervösen Fehlsteuerung zur Reproduktion einer Haltungs- und Bewegungsschablone, die neben der Schulteradduktion und Ellbogenflexion, der Unterarmpronationsstellung die Volarflexion mit flektierten Fingern und adduziertem Daumen beinhaltet. Das schränkt die Fähigkeit zu ausgreifenden Tätigkeiten der Arme und Hände ein. Die Unterarmsupination und Dorsalflexion des Handgelenks sind häufig aufgehoben. Gleichzeitig sind selektive Fingerbewegungen nicht mehr möglich, so daß nur grobmotorisches Greifen ohne isolierte Daumenbewegungen besteht. In schweren Fällen liegen komplette Einbußen der Kraft und ausgeprägte Minderung der Gelenkbewegungen vor.
Dies kann zur völligen Funktionslosigkeit führen. Bei der Planung operativer Eingriffe zur Korrektur von Handfehlstellungen muß an die Charakteristika der zentral-nervös gestörten Motorik und die Auswirkungen pathologischer Reflexe gedacht werden. Sehnentransplantationen empfehlen sich nur in Fällen leichter Ausprägung der IZP. Die vorrangige Indikation für die operativen Eingriffe am Handgelenk stellt der korrigierende Eingriff dar. Die auffällige Fehlform sollte weitestgehend der Norm angenähert werden. Bestehende Restfunktionen dürfen jedoch nicht verloren gehen.
Der häufigste Eingriff am Knochen ist die Handgelenksarthrodese. Dieser Eingriff steht in meiner Beurteilung, in der Regel kombiniert mit weichteilmäßiger Lösung der Daumenadduktionskontraktur, im Vordergrund. Die dabei erforderliche Resektion der proximalen Handwurzelreihe führt zu einer geringen knöchernen Längenänderung. Diese bewirkt eine Entspannung der langen Fingerflexoren, so daß zusätzliche Sehnenverlängerungen nicht erforderlich sind.

Wahl des Operationsverfahrens

In die Überlegungen zur Wahl des Verfahrens geht zunächst das Alter des Patienten ein: Arthrodesen bieten sich erst nach und frühestens kurz vor Beendigung des Wachstumsabschlusses an. Während man beim spastischen Patienten eventuell durch Eingriffe an Weichteilen gute Erfolge erzielt, ist dies bei athetotischen Patienten in der Regel nicht der Fall, so daß für diese nur die Arthrodese in Frage kommt.

Obwohl bei der Handkorrektur die Formverbesserung im Vordergrund steht, waren die Ergebnisse an unserer Klinik auch hinsichtlich der Funktion postoperativ befriedigend. Es wurden zwar in keinem Fall größere Funktionsgewinne verzeichnet, jedoch registrierten viele Patienten kleine Verbesserungen, die sich im Alltag günstig auswirkten.

Nachbehandlung

Unerläßlich ist die postoperative Nachbehandlung. Nach sechswöchiger Gipsfixation, die sowohl nach Eingriffen an Weichteilen als auch am Knochen durchgeführt werden sollte, muß Schalenversorgung erfolgen. Nach wenigen Wochen ganztägigen Gebrauchs kann die Schale nur nachts getragen, sollte dann aber langfristig weiterbenutzt werden.

Auch die Übungsbehandlung in der Krankengymnastik und der Ergotherapie ist wesentlich. Dabei werden nicht nur die Veränderungen der Form in das Bewegungsverhalten integriert, sondern auch basale Alltagsfunktionen therapeutisch erprobt und gestaltet. Das Schwergewicht der Nachbehandlung liegt auf stabilisierenden, d. h. stützenden, stemmenden, mit Gewichtübernahme einhergehenden Übungen.

Deformitäten der Wirbelsäule – Skoliosen

Die Vorkommenshäufigkeit der Skoliose bei der infantilen Zerebralparese ist überaus groß. Vor allem sind schwerst behinderte Patienten betroffen; in unserem Krankengut lag bei schwerstbehinderten, hilflosen Zerebralparetikern die Häufigkeit von schweren, 25 Grad (Cobb) überschreitenden Verbiegungen bei 50 %. Andererseits finden wir unter den Kontingenten zerebralparetischer Patienten zahlreiche Fälle, bei denen multistrukturelle Normabweichungen bestehen. Auch in dieser sehr inhomogenen Gruppe ist die Skoliosehäufigkeit groß.

Es zeigte sich dabei, daß die etwas größere Hälfte der Fälle schwerstbehinderte Zerebralparetiker betraf, während die nur wenig kleinere Hälfte der Skoliosen auf multiplen Ätiologien, u. a. Dysmorphiesyndromen beruhte.

Obwohl fast alle Statistiken diese beiden unterschiedlichen Patientenkollektive zusammenfassen, sind die Differenzen doch groß: Die zweitgenannte Gruppe von Kindern und Jugendlichen zeigen in der überwiegenden Zahl der Fälle geringere funktionelle Einbußen, viele von ihnen sind frei gehfähig, häufig ist eine hochgradige allgemeine Muskelschlaffheit und geistige Behinderung.
Die Therapie der Wahl bei der operativen Skoliose-Behandlung ist die operative Versteifung. Die dabei angewendeten Techniken unterscheiden sich nicht von denen, die bei idiopathischen Skoliosen üblich sind. Ventrale und dorsale Zugänge, eventuell auch die Kombination beider, kommen infrage.

Operationsindikation

Große Schwierigkeiten macht oft die Entscheidung zur Operation bei den Schwerstbehinderten. Es erfordert nicht nur gute Kenntnis der körperlichen und vor allen Dingen der geistigen Funktionen des Patienten, sondern auch eingehende Gespräche mit der Familie. Dabei spielt die Frage nach der Lebensqualität des Behinderten unseres Erachtens die entscheidende Rolle. Falls ein Patient aufgrund seiner körperlichen *und geistigen* Schwerstbehinderung seine eigene Situation nicht empfindet, nur ein vegetatives Dasein führt, ist die Operationsindikation sorgfältig abzuwägen.
Das Ziel der operativen Versteifung ist in der Regel die Verbesserung der Rumpfstabilität im Sitz. Nur bei Kindern, die frei oder mit Stützen gehen können, ist die Berücksichtigung perioperativer Verschlechterung erforderlich: Durch die Schwere des Eingriffs und die postoperativen Beschwerden treten reflexhafte Steigerungen der Spastizität auf, die z. B. bei solchen Patienten, die präoperativ zwar frei, aber doch nur sehr unsicher gehfähig waren, zu einschneidenden Verschlechterungen führen können. Dies trifft selbstverständlich auch auf die gestützt Gehfähigen zu. Andererseits kommt das Argument, durch die Korrektur der Skoliose die Rumpfbalance zu verbessern, auch bei zerebralparetischen Patienten zum Tragen (*Abb. 47*).

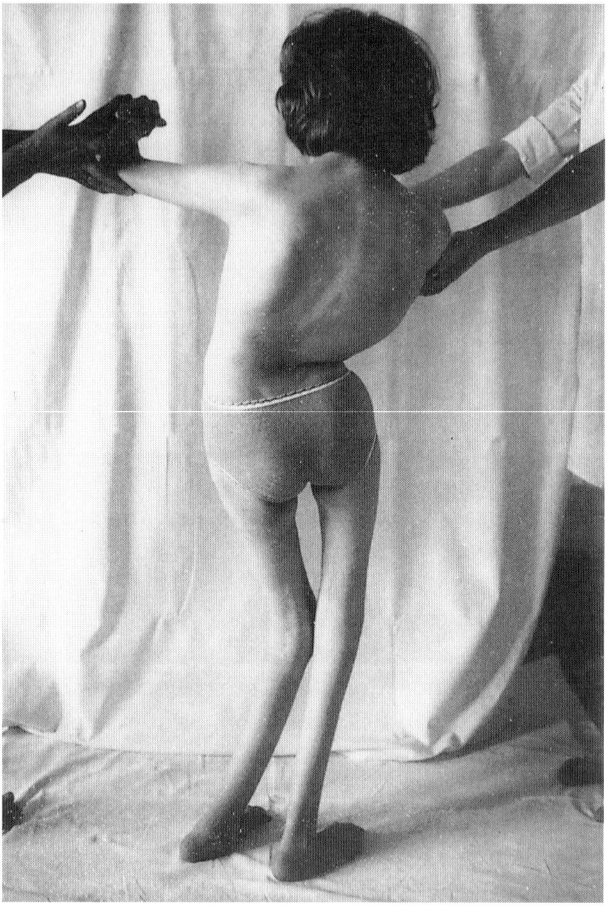

Abb. 47: Haltungsverfall und Balanceverlust bei Patient mit schwerer Skoliose.

Nachbehandlung

In der Nachbehandlung der Spondylodese ist nach den älteren Verfahren eine etwa einjährige Versorgung mit einem gut sitzenden Korsett erforderlich. Bei der CD-Technik* ist dies nicht mehr indiziert. Wir

* Cotrel-Dubousset.

haben in einigen Fällen vorsichthalber eine Zeitlang ein Korsett gegeben. Bei völligem Verlust jedweder aktiver Aufrichtefähigkeiten der Wirbelsäulenmuskulatur erschien es uns bis zum Erwerb größerer Erfahrungen zweckmäßig, noch eine einstweilige äußerliche Abstützung zu gewähren.

Die postoperative krankengymnastische Nachbehandlung richtete sich schwerpunktmäßig auf schon präoperativ geübte Anbahnungen von Kopfkontrolle und Arm-Hand-Stütz. Bei funktionsfähigeren Kindern ist die postoperative Krankengymnastik nach ähnlichen Prinzipien wie präoperativ, d. h. auf neurophysiologischer Basis, so z. B. unter Anwendung der Verfahren nach Bobath oder Vojta, indiziert. Bemühungen um Rumpfrotation unterbleiben.

Die operative Versteifung wird zwar aus Gründen des Wachstums möglichst in die zweite Hälfte des Schulalters verschoben, kann sich aber in schweren Fällen oder bei Fehlbildungsskoliosen doch auch schon in frühen Jahren als notwendig erweisen. Dann ist zu bedenken, daß der operativ bewirkte Rumpfwachstumsverlust fast stets kleiner ist als der zu erwartende Längenverlust durch eine hochgradige Verbiegung.

Fehlstellungen im Bereich der Beine *(Abb. 48a–d)*

a) Adduktionskontraktur *(Abb. 49a–b)*

Die Adduktionsstellung der Oberschenkel ist eine der häufigsten und meist geklagten Deformitäten beim spastischen Zerebralparetiker. Sie äußert sich oft bereits im Liegen, vor allem aber im aufrechten Stand und Gang. Bei schwerer behinderten Kindern beeinträchtigt sie die Gehbemühungen erheblich, indem die Beine nicht vor, sondern nur einwärts gesetzt werden können und sich überkreuzen.

Man unterscheidet das Überkreuzen der Unterschenkel, eventuell schon vom Kniebereich an abwärts von dem sogenannten Scherenbild, wobei die gebeugten Knie aneinander und übereinander reiben, die Füße aber nebeneinander stehen. Die Scherenform ist jedoch weniger häufig, weil bei flektierten Knieen die Adduktion in den Hüftgelenken verringert ist.

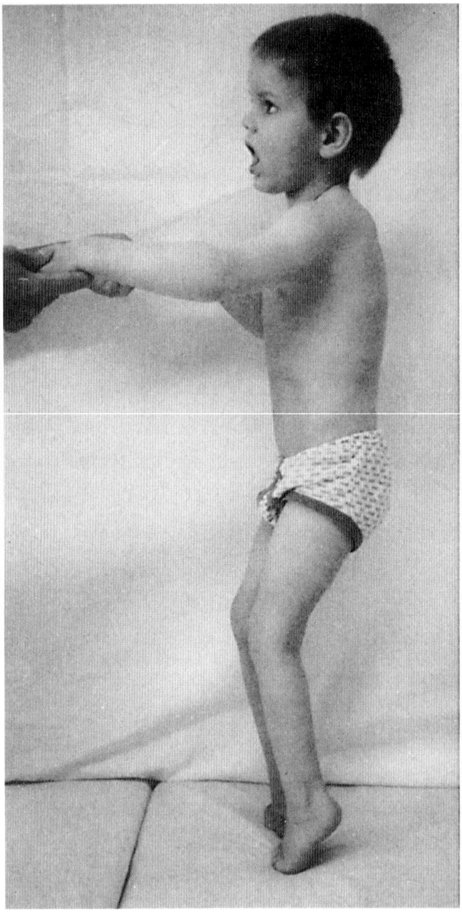

a)

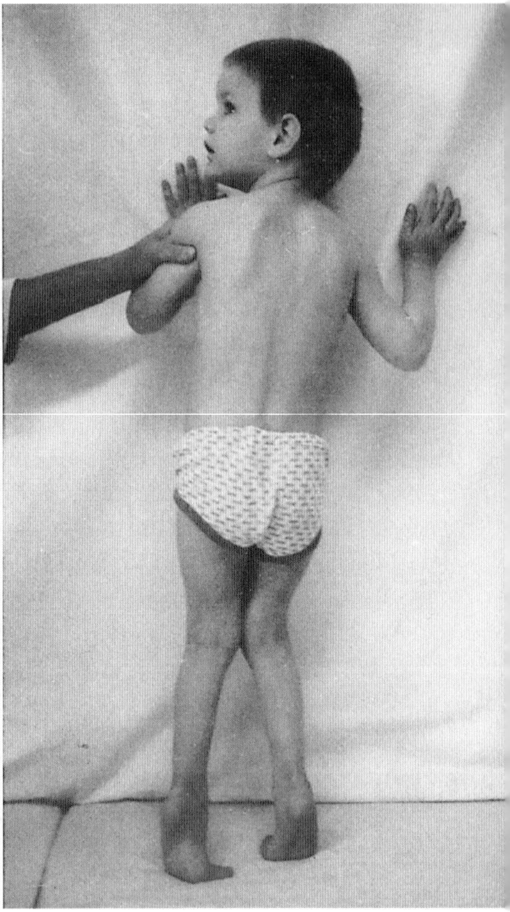

b)

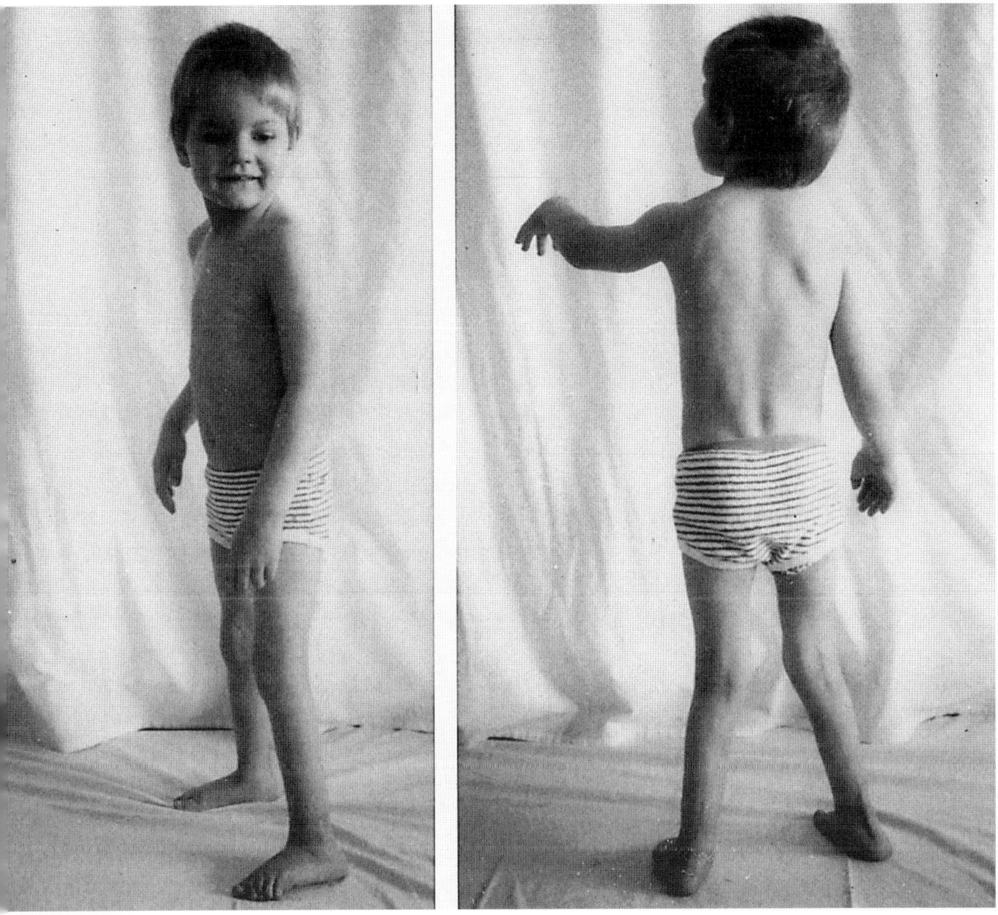

c) d)

***Abb. 48a–d:** 4jähriger Knabe, vor und nach Adduktorentenotomie, Kniebeugesehnenverlängerung und Achillessehnenverlängerung. Bereits nach 5 Monaten (untere Bilder) Erwerb des freien Stehens.*

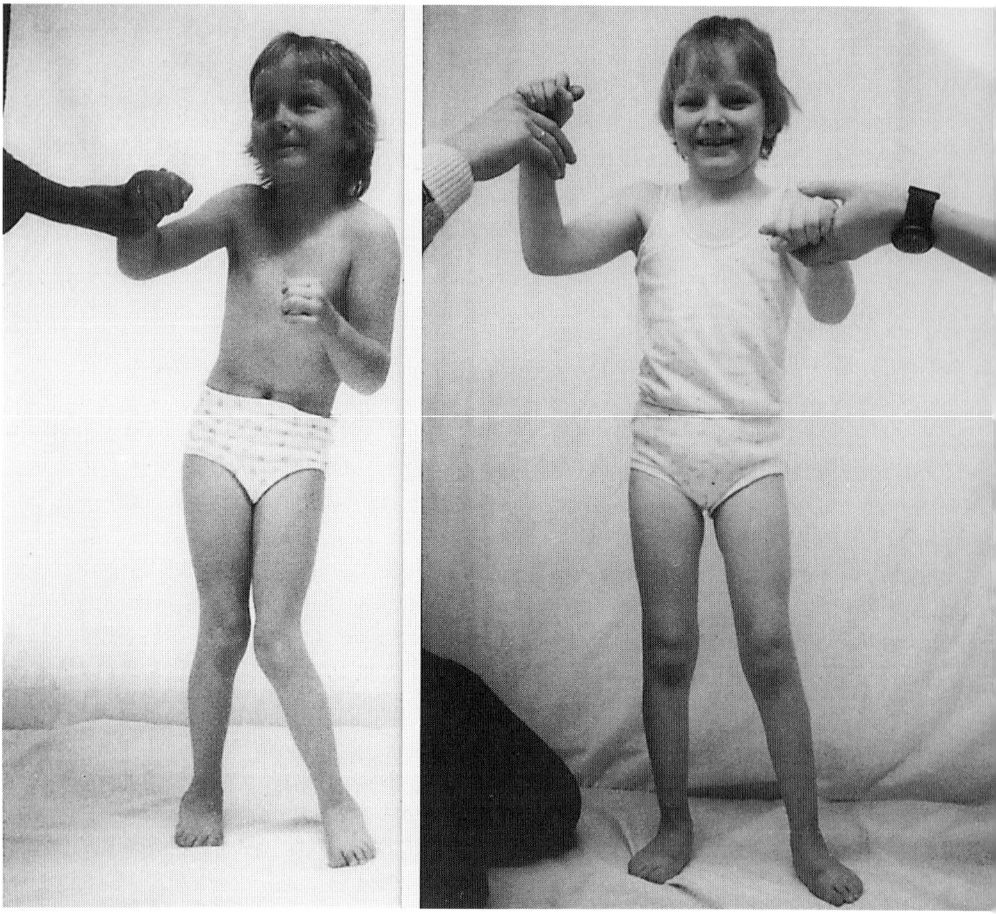

a) b)

Abb. 49a–b: *6jährige Patientin vor und nach Adduktorenrückverlagerung. Man beachte auch die verminderte Innenrotationsfehlhaltung der Schenkel.*

Pathogenese

Die Adduktionsfehlhaltung beruht hauptsächlich auf einer Verkürzung der zweigelenkigen Adduktoren. Die eingelenkigen Adduktoren tragen nur wenig dazu bei. Deshalb finden wir in Beugehaltungen der Kniee oft freie Abduktion, so daß das Kind mit Adduktionsproblem im Stand, im Vierfüßlerstand seitliches Abrutschen der Oberschenkel zeigen kann.

Operations-Vorgehen

Die operative Adduktorentenotomie ist einer der häufigsten Eingriffe beim Zerebralparetiker. Technisch einfach ausführbar, bringt er den Kindern eine beträchtliche Erleichterung in der Beweglichkeit der Hüftgelenke. Die Indikation ist immer dann gegeben, wenn sich die Hüftgelenke am liegenden Kind weniger als 40 Grad abduzieren lassen. Die Adduktoren werden als eingelenkige Muskeln bei gebeugten Knien geprüft. Lediglich der M. grazilis benötigt eine Prüfung bei gestrecktem Kniegelenk. Häufig ist die Verspannung des M. grazilis ausgeprägter als die der übrigen Adduktoren, wobei wiederum die ventralgelegenen Adduktoren sich stärker verkürzen als die dorsal gelegenen Anteile.

Die operative Ablösung der vorderen Adduktoren am Schambeinast betrifft im allgemeinen die Mm. adduktor longus und brevis, wobei Teile des M. pektineus und des M. adduktor magnus ebenfalls abgelöst werden können. Im Bereich des M. pektineus ist Vorsicht geboten wegen der Nähe der großen Beingefäße.

Bei gehfähigen Kindern oder solchen, die voraussichtlich Gehfähigkeit erwerben, empfiehlt sich die Refixation der abgelösten Adduktoren vor dem Tuber ossis ischii am Ansatz der ischiokruralen Muskulatur. Durch diese Rückverlagerung wird die zusätzliche innenrotierende Wirksamkeit aufgehoben. Zudem besteht der Eindruck, daß die Rezidivquote geringer ist. Der postoperative Oberschenkelspreizgips kann nach vierzehn Tagen entfernt werden.

Zur Ausschaltung der Innenrotation ist dieser Eingriff allenfalls im Kleinkindalter geeignet. Im Schulalter ist durch die immer gleichzeitig bestehende übermäßige Antetorsion des proximalen Femurendes eine weichteilmäßige Korrektur der Einwärtsdrehfehlstellung nicht möglich.

b) Asymmetrie der Hüfthaltung

Die asymmetrische Haltung betrifft meist schwerbehinderte Patienten. Eine einmal in Gang gekommene Haltungsasymmetrie zeigt in aller Regel eine kaum aufhaltbare Progredienz. In typischen Fällen kommt es auf der stärker betroffenen Seite bei Adduktion und Innenrotation mit Beckenschiefstand zur Hüftkopflateralisation und -luxation. Dies muß als Auswirkung des pathologischen Muskelzugs verstanden werden, da in der Adduktions-Innenrotationshaltung des Hüftgelenks alle vorderen und medialen Muskeln eine luxierende Wirkung haben. Die einseitig adduzierte Hüftstellung geht mit einer funktionellen Valgusstellung des Schenkelhalses einher. Sie führt im Stand zu einer scheinbaren Beinlängendiffernez aufgrund des Beckenschiefstandes, die selbst bei beträchtlicher Ausprägung sich klinisch wenig aufdrängt.

Operations-Vorgehen

Die operative Therapie der Hüftasymmetrie muß nicht nur die luxationsgefährdete Hüfte berücksichtigen, sondern auch die *volle Adduktion im gegenseitigen Hüftgelenk* möglich machen.
Da der Beckenhochstand auf der adduzierten, luxationsbedrohten Seite im wesentlichen Auswirkung einer Iliopsoaskontraktur ist, muß in diesen Fällen unter Erweiterung des Adduktoreneingriffs auch die Iliopsoassehne vom Trochanter minor abgelöst werden. Eine Refixation oder Verlängerung ist nicht erforderlich, da die intensiven Verbindungen des Muskels mit den umgebenden Faszien seine Funktion weiterhin gewährleisten. Lediglich bei Kindern, die auch unter Führung nur mühsam gehen können, wird manchmal postoperativ die Unfähigkeit zum Stufensteigen mit dem betroffenen Bein beobachtet.
Die Therapie der nicht adduzierbaren gegenseitigen Hüfte ist wesentlich aufwendiger: Die partielle Ablösung bzw. Verlängerung des M. tensor fasciae latae und des Tractus iliotibialis führen zwar den gewünschten Effekt herbei, gefährden aber auch die Stabilität des Gelenks. Der Erfolg ist abhängig von der Konsequenz der postoperativen Lagerung und Schienung durch Gipse und eventuelle spätere Orthesen. Die weichteilmäßige Korrektur beinhaltet also einerseits das Risiko einer Hüftinstabilität mit Luxationstendenz, andererseits ein Rezidiv. Deshalb ist stets eine knöcherne Korrektur zu überdenken, so-

fern die Allgemeinsituation des Kindes (s. o.) dies ratsam erscheinen läßt.

c) Hüftgelenksluxation *(Abb. 50)*

Die Hüftluxation ist die gefürchtetste Komplikation bei spastischer Zerebralparese. Sie betrifft überwiegend die schwer und schwerst behinderten Kinder, wobei es sich bevorzugt um schlaffem Grundtonus und Bänderlaxität handelt. Der Prozeß zur Hüftluxation kann bald nach Vollendung des ersten Lebensjahres einsetzen, ist aber am häufigsten nach dem Alter von drei Jahren beobachtbar. Unbehandelt kommt es im Verlauf von mehreren Jahren zur hohen Luxation, die nach verschiedenen Autoren einen Altersgipfel bei sieben Jahren erreicht.

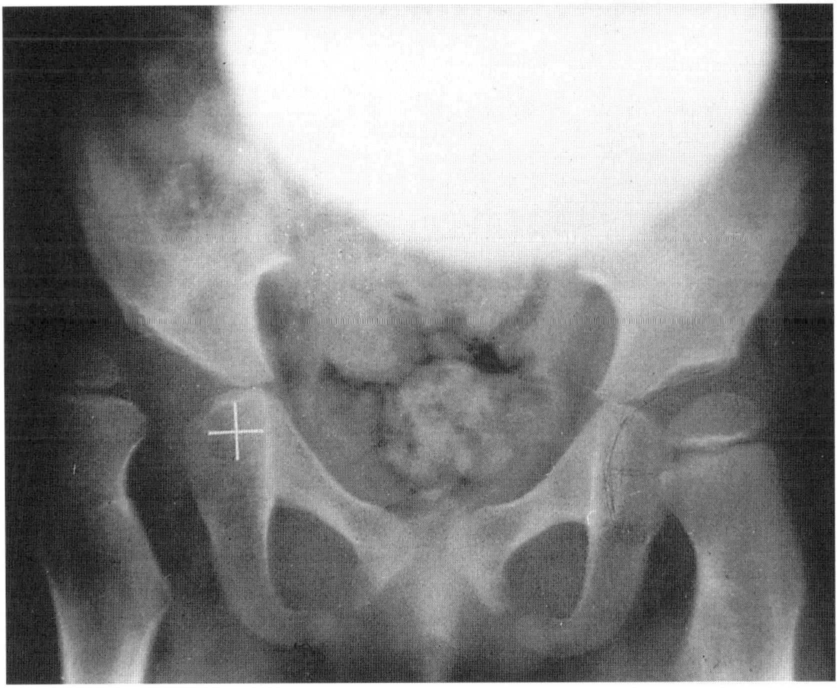

Abb. 50: Einseitige Hüftverrenkung, Stadium Tönnis 3 bei 6jährigem, schwerbehinderten Kind.

Die Luxationsgefährdung klingt zwar im Laufe der Schuljahre zunächst ab, bedroht aber in den Teenagerjahren erneut einige Kinder, wobei dann diejenigen am häufigsten betroffen werden, die aufrecht, aber stark mustergebunden, gehen.

Pathogenese

Die spastische Hüftluxation ist vor allem Folge des pathologischen Tonus von M. grazilis und medialer Ischiokruralenmuskulatur, ferner des M. iliopsoas, auch (wahrscheinlich sekundär) der eingelenkigen vorderen Adduktoren. Die beginnende Lateralisation wird gewöhnlich durch die Überdachungsdefizite (Migrationsindex nach Reimers) in Prozent angegeben. Die vollzogene Luxation kann in vier Schweregraden nach Tönnis beurteilt werden (s. *Abb. 51 u. 52*).
Das Pfannendach ist im Gegensatz zur angeborenen Hüftluxtion zunächst meistens gut ausgebildet. In aller Regel besteht erheblich ver-

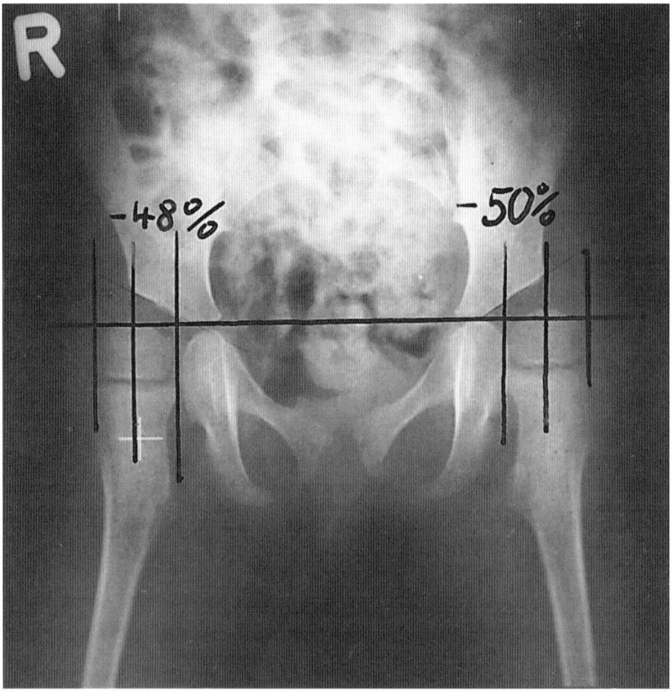

***Abb. 51:* Bestimmung der Überdachungsdefizite nach Reimers.**

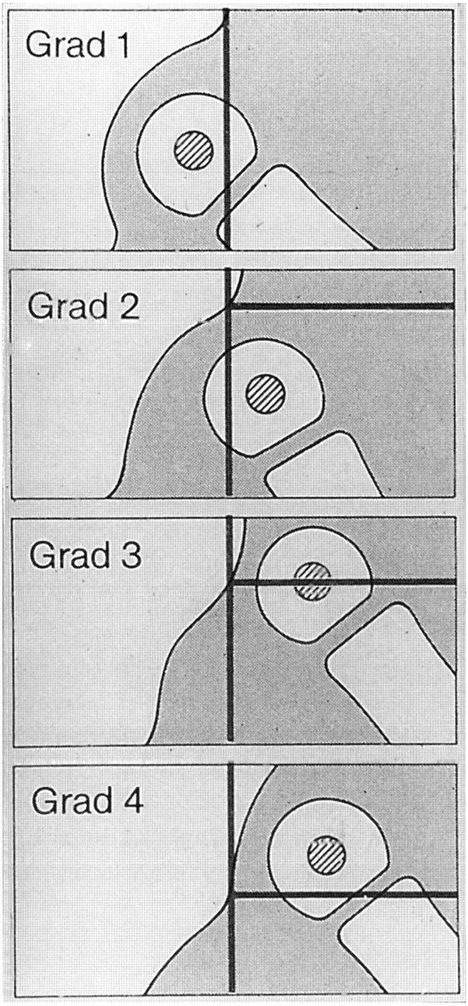

Abb. 52: Luxationsstadien nach Tönnis.

mehrte Antetorsion, so daß mittlere Antetorsionswerte um 70 Grad, also mehr als 40 Grad gegenüber der Altersnorm, die Regel sind. Es besteht noch Uneinigkeit darüber, ob die Antetorsion eine Prädisposition zur Hüftluxation bedeutet oder als Kompensationsvorgang auftritt. Die Einwärtsdrehstellung der Beine im Stand korreliert nicht immer mit den bestehenden Antetorsionsgraden.

Operations-Vorgehen

Die operative Therapie umfaßt Eingriffe an Weichteilen, Gelenk und Knochen.
An Weichteileingriffen stehen im Vordergrund die Ablösungen oder Verlängerungen der Adduktoren- und Ischiokruralenmuskulatur zusammen mit dem M. iliopsoas. Empfohlen wird auch eine Durchtrennung oder Quetschung des vorderen Astes des N. obturatorius.
Beim schwer und schwerst behinderten Kleinkind kann die Hüftluxation ersten und zweiten Grades durch subkutane Eingriffe im Bereich der Adduktoren und der medialen Kniebeugesehnen durchgeführt werden. Diese Kinder erhalten einen Beugespreizgips der Oberschenkel, d.h. ohne Einschluß der Hüften, für drei bis sechs Wochen. Entscheidend ist die konsequente anschließende Spreizbehandlung während der Nacht (*Abb. 53, 54*).
Eingriffe an Gelenk und Knochen entsprechen denen beim hirngesunden Kind, jedoch sollte man stets gleichzeitig eine Adduktorentenotomie und Tenotomie des M. grazilis und M. semitendinosus, letztere eventuell subkutan, durchführen.
Pfannendachplastiken beim jüngeren Kind werden gewöhnlich durch Spanimplantation oder Beckenringverschiebung (Pemberton, Salter, Tönnis u. a.) ausgeführt. Beim älteren Kind müssen plastische Eingriffe am Beckenring erwogen werden (Chiari, Pfannen-Schwenkosteotomie nach Tönnis u. a.), wobei das Alter von zwölf Jahren möglichst nicht unterschritten sein sollte. Die Indikationsstellung orientiert sich am schulgerechten Vorgehen beim hirngesunden Kind. Die Eingriffe sind nicht risikolos und erfordern individuelle Entscheidungen.

Resultate

Die Rezidivquote nach operativer Korrektur der Hüftsubluxation und -luxation ist relativ groß, da die Koordination der Hüftmuskulatur bei den betroffenen schwerer behinderten Kindern zur Stabilisation nicht ausreicht. In der postoperativen Nachbeobachtung *einseitig* operierter Hüftluxationen wird häufig eine Luxationsentwicklung der zunächst stabil erscheinenden Gegenseite beobachtet. Zwar haben Eingriffe am Knochen langfristig eine bessere Erfolgschance als Weichteileingriffe, sie pflegen aber die statomotorischen Fähigkeiten aller mehr als leicht behinderten Kinder nachhaltig zu beeinträchtigen (s. oben). Bei

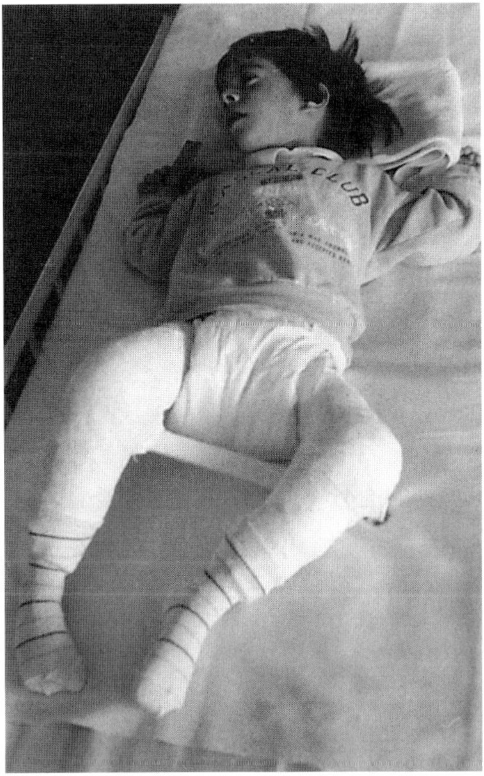

Abb. 53 (links): Oberschenkelbeuge-Spreizgips nach Adduktorentenotomie bei Schwerbehinderung. Der Gips erlaubt das Aufsitzen wie auch die postoperative Krankengymnastik. (Leichter behinderte Kinder erhalten postoperativ Streck-Spreizgipse).

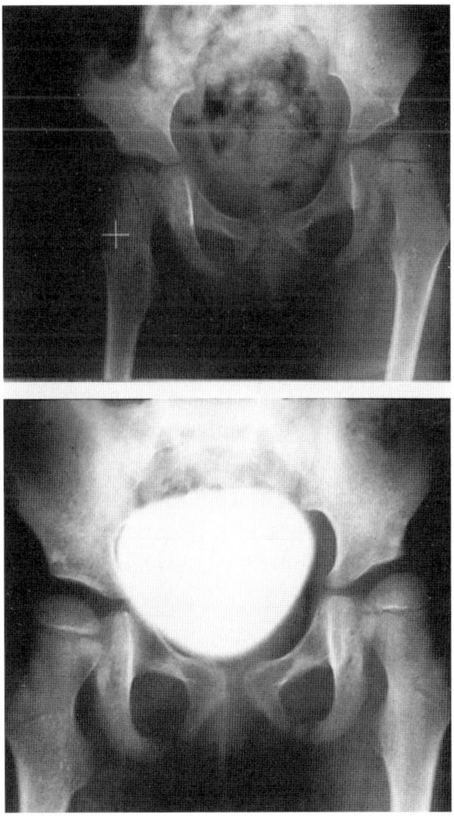

Abb. 54 (rechts): Oben: Präoperativer Subluxationsbefund links bei 2,9jährigem, schwerbehinderten Mädchen. Es wurden Subkutantenotomien durchgeführt.
Unten: Im Alter von 5,7 Jahren wesentliche Besserung von Hüfteinstellung und Haltungssymmetrie, noch bestehender restlicher Überdachungsdefekt. Erforderliche Kontrollen!

Schwerstbehinderten kommt es nach Operation am Knochen nahezu regelmäßig zu beträchlichen Asymmetrieentwicklungen mit ihren Folgeerscheinungen für Hüftgelenk und Wirbelsäule.

d) Hüftbeugefehlstellung und Innenrotation

Pathogenese

Die Hüftbeugefehlstellung geht meistens mit einer Innenrotationsstellung einher. Das Auftreten von Hüftbeugekontrakturen ist unabhängig von den statomotorischen Fähigkeiten, betrifft also auch gehfähige Kinder. Im Stand führt die Hüftbeugefehlstellung zwangsläufig zu Fehlhaltungen der benachbarten Gelenke, es kommt zur Hyperlordose der Lendenwirbelsäule oder zu starkem Vorbeugen des Oberkörpers bei Notwendigkeit von Gehstützen, oder zur Kniebeugefehlstellung. Meistens entwickeln sich die Fehlhaltungen der Nachbargelenke gleichzeitig. Gelegentlich entsteht der Eindruck, daß die Kniebeugehaltung primär zur Hüftbeugefehlstellung geführt hat.
Die Hüftbeugefehlstellung stellt eine intensive Begünstigung der Einwärtsdrehfehlstellung dar, da nur bei gebeugter Hüfte die spastischen Innenrotatoren (Adduktoren und mediale Ischiokrurale) wirksam werden können.

Operations-Vorgehen

Die operative Korrektur ist immer dann angezeigt, wenn die Hüftbeugekontraktur 25 Grad überschreitet. Dabei ist zwar in der Regel Ablösung des M. iliopsoas ausreichend, es kann sich aber auch um Kontraktur des M. rektus femoris handeln. Stets werden auch gleichzeitig die vorderen Adduktoren gelöst.
Auch bei dieser Indikation ist die postoperative Lagerung in voller Hüftstreckung besonders wichtig, wozu ein Becken-Beingips nicht ausreicht. Der Gips hat also vorn bis zu den Brustwarzen zu reichen, und auch nach Entfernung des Gipses nach vier bis sechs Wochen sollte das Kind das Sitzen einschränken. Im Klinikalltag haben sich dazu Rollbretter und Rollwagen sowie auch Stehständer, die z. T. fahr- und kippbar angeboten werden, bestens bewährt.
Wie oben ausgeführt, sollte bei nur mühsam gehfähigen Kindern die doppelseitige Iliopsoasablösung vermieden werden, sofern das Überwinden von Stufen für die Kinder im Alltag von Bedeutung ist. Zwar

geht die anfangs immer bestehende Hüftbeugeschwäche bei den meisten Kindern wieder zurück, wir haben jedoch zwei Kinder mit bleibender Unfähigkeit zum Stufensteigen erlebt.
Die Therapie der Innenrotationsfehlstellung der Hüftgelenke ist weichteilmäßig, wie schon erwähnt, nur im Kleinkindesalter erfolgversprechend. Sie beinhaltet die schon genannten Eingriffe im Bereich der vorderen Hüftadduktoren, der Iliopsoassehne und der medialen Ischiokruralen. Öfters werden auch Transplantationen der Ansätze der medialen Ischiokruralen nach lateral empfohlen, die sich bei uns in der Praxis aber wenig bewährten. Auch nach diesen Eingriffen ist eine konsequente postoperative Gipslagerung in rotationsmäßiger Überkorrektur für sechs Wochen anzuraten.

Nachbehandlung

Die postoperative Behandlung sollte nie ohne Gips versucht werden. Da die ersten postoperativen Tage von einschießenden Spasmen gekennzeichnet sind, ist eine gipsfreie Lagerungsbehandlung für die Kinder quälend, insbesondere bei den notwendigen Pflegeverrichtungen.
Während nach Weichteileingriffen die Gipszeiten je nach Maßnahme zwischen zwei und acht Wochen schwanken, ist nach Eingriffen an Knochen die sechswöchige Fixation obligatorisch. Erst danach kann aus dem geschalten Gips mit Mobilisationsübungen begonnen werden. An Weichteilen operierte Kinder werden stets bereits eine Woche nach der Operation mit Gips belastet und mobilisiert, d. h. daß sie stehen, auf Rollbrettern fahren und krankengymnastisch vom Rumpf aus beübt werden können. Nach Entfernung der Gipse hat sich die Beübung zu intensivieren, um die zunächst verloren gegangenen motorischen Fähigkeiten wiederherzustellen. Die langfristige Nachbehandlung durch entsprechend geformte Schalen oder Schienen ist ganz individuell zu handhaben und selbst nach der Entlassung der Kinder aus Krankenhausbehandlung weiter in ambulanten Kontrollen zu beurteilen. Als Faustregel gilt, daß das Kind umso länger der nächtlichen Schalenkorrektur bedarf, je schwerer geschädigt es ist.

Resultate

Nach derotierenden Osteotomien zum Zwecke der Korrektur pflegen die Drehfehlstellungen leider zu rezidivieren. Nur bei minimal behinderten Kindern hat dieser Eingriff eine Chance, zu dauerhaft guten

Resultaten zu führen. Die Kinder sollten über den freien Gang hinaus zum Hüpfen und Springen in der Lage sein. Das Auftreten von Einwärtsdrehfehlstellung bei minimaler Behinderung ist aber recht selten.

Bei stärker behinderten Kindern kommt es zum Rezidiv der Innenrotationsfehlstellung trotz bleibender Korrektur der Antetorsionswinkel, meistens schon nach wenigen Monaten. Eventuell etwas bessere Erfolge zeitigen suprakondyläre Derotationen, da sie näher an den Ansätzen der entscheidenden ischiokruralen Muskulatur erfolgen.

Kniefehlstellungen (vgl. *Abb. 48*)

X-Bein

Echte Genua valga sind bei der Zerebralparese untypisch, sie kommen nicht häufiger als bei gesunden Kindern vor. Trotzdem wird von Eltern und Betreuern häufig auf X-Bein-ähnliche Haltungen hingewiesen. Dabei handelt es sich um die Kombination einer Hüfteinwärtsdrehhaltung mit einer leichten Kniebeugung. Diese Haltung kann zuweilen einen Kompensationsvorgang darstellen, um dem Überkreuzen der Unterschenkel und Füße zu entgehen. Fixierte Formen dieser Fehlstellung benötigen die entsprechenden Korrekturen an Hüftadduktoren und Kniebeugern.

Kniebeugefehlstellung

Kniebeugefehlstellungen müssen immer im Zusammenhang mit den Stellungen der Nachbargelenke gesehen werden. Da sämtliche großen Kniebeuger und auch der M. rektus femoris als Kniestrecker zweigelenkig sind, müssen sich Kniefehlhaltungen auch auf die Hüftgelenke, oft auch auf den Fuß auswirken.

Pathogenese

Die Ursache für die Kniebeugefehlstellung ist zwar meistens die für den Zerebralparetiker sehr typische und frühzeitig eintretende Verkürzung der ischiokruralen Muskulatur, jedoch kann sie auch im Fußbereich gelegen sein: Ein Hackenfuß kann Ursache einer Kniebeugehaltung sein, die sich stets spastisch fixiert. Ein leichter Spitzfuß kann zur Knierekurvation führen, wenn das Kind sich bemüht, im Stand und Gang die Ferse aufzusetzen. Auch kann eine fixierte Hüftbeugekontraktur oder auch Insuffizienz des M. quadrizeps femoris ätiologisch infrage kommen. Schließlich kann auch eine gewohnheitsmäßige Beugehaltung der Beine zur Kniebeugekontraktur führen. In diesem Fall sind die artikulären Strukturen mehr als die muskulären betroffen.

Verkürzungen der ischiokruralen Muskulatur werden mit großer Regelmäßigkeit bei der Zerebralparese gefunden. Dies führt aber nur in einer kleineren Zahl der Fälle zu Kniebeugefehlstellungen, öfters äußert sich die Verkürzung proximal Ende in der Form einer Hüftstreckspastik. Bei gehfähigen Kindern kann die Kniebeugung eine Kompensation für diese Hüftstreckspastik sein, um im Gang eine ausreichende Beweglichkeit der Hüfte zu erzielen.

Operations-Vorgehen

Stets findet sich das mediale Kniebeugersehnenbündel stärker verkürzt als das laterale, insbesondere sind der M. grazilis und der M. semitendinosus betroffen. Operativ ist die Wirkung dieser beiden Sehnen leicht zu eliminieren. Im allgemeinen genügt die Ablösung, da beide Muskeln kaum hüftstabilisierende Funktionen besitzen. Der M. semimembranosus ist demgegenüber ein kräftiger Hüftstrecker. Er sollte deshalb nicht abgelöst, sondern verlängert oder zurückversetzt werden, wobei sich die Verpflanzung auf den medialen Gastroknemiuskopf bewährt hat. Nur selten und nur bei hochgradigen Kniebeugekontrakturen bei älteren Kindern über zehn Jahren ist es erforderlich, die Sehne des M. bizeps femoris ebenfalls zu verlängern. Unmittelbar medial der Sehne liegt der N. fibularis, der sich meist in der Höhe des Operationszugangs bereits in zwei Äste gespalten zeigt. Intraoperativ sollte stets die Spannung der Nerven überprüft werden, sie kann nach abgeschlossener Sehnenverlängerung maximal sein und postoperativ zu Paresen der Fußmuskulatur führen.

Nachbehandlung

Eine postoperative Gipshülse für sechs Wochen ist Bestandteil der erfolgreichen Therapie. Nach Abnahme des Gipses muß noch längerfristig eine Schale benutzt werden, die zunächst tags und nachts getragen wird. Die Benutzung über die Tagstunden wird unter der Beübung

allmählich verringert. Die nächtliche Fixation in Streckhaltung sollte aber über mehrere Monate aufrechterhalten werden. Auch hier ist individuelle Überwachung und Betreuung erforderlich, um der insbesondere bei größeren Kindern über zehn Jahre bestehenden Rezidivneigung zuvorzukommen.
Bei Kombination von Kniebeugeoperationen mit solchen im Bereich der Hüften ist wenig Gefahr für interkurrente unerwünschte Wechselwirkungen. Ganz anders ist dies im Bereich des Fußes. Gleichzeitig operierte Spitzfüße können durch die dann eintretende Instabilität der Unterschenkelaufrichtung zu raschen Rezidiven beitragen. Oft sieht man die Kniebeugekontraktur überhaupt erst im Anschluß an eine etwas großzügig gehandhabte Achillessehnenverlängerung entstehen (*Abb. 55*).
Da andererseits ein gehfähiges Kind bei Kniebeugefehlhaltung zwangsläufig auf den Vorfüßen läuft, sollte auch dieser Zusammenhang beachtet und eine Achillessehnenverlängerung nur dann ins Auge gefaßt werden, wenn es im oberen Sprunggelenk unter Belastung nicht zum rechten Winkel kommt. In Zweifelsfällen ist es besser, die Achillessehnenverlängerung zu verschieben.

Die Patella

Fast jeder mehr als minimal betroffene Spastiker zeigt einen mehr oder weniger ausgeprägten Patellahochstand als Folge des meist beträchtlichen Hypertonus des M. rektus femoris. Zwar verliert dadurch die Patella ihre Hypomochlion-Eigenschaften, jedoch ist es selten zweckmäßig, operativ die Patella nach distal zu verlagern. Dies kann zu unangenehmen Verkürzungen der Quadriceps-Muskulatur führen und würde eine Verlängerung derselben am proximalen Ende erforderlich machen. Dabei können aber Einbußen der Streckfunktion resultieren, so daß sich die erreichten Erfolge aufheben.
Eine zuweilen schmerzhafte Komplikation ist die Fragmentation der Patella am unteren Pol. Dabei handelt es sich um die gleiche Erscheinung, die als Jumpers-Knie dem Orthopäden bei sportlicher Überlastung des M. quadrizeps bekannt ist. Es ist lediglich im Falle der Spastizität die pathologische Überinnervation kausal anzuschuldigen.

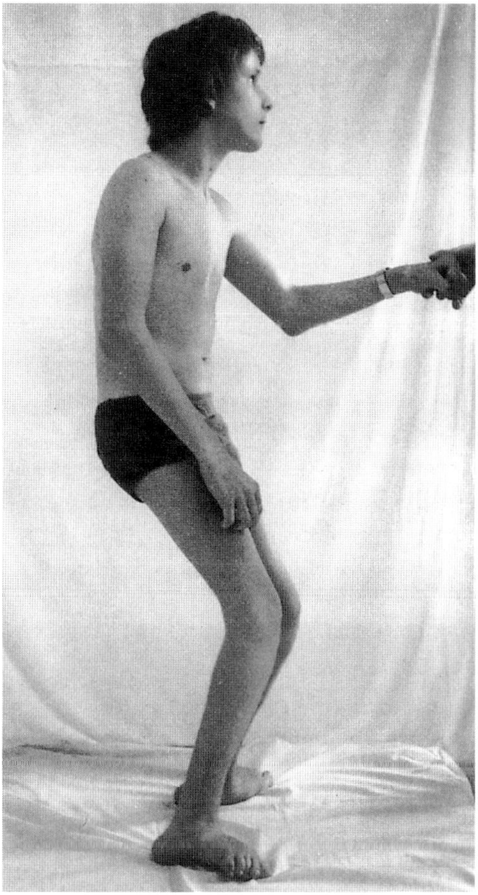

Abb. 55: Kniebeugekontraktur nach ausgiebiger Achillessehnenverlängerung bei relativ schwerer Behinderung.

Stets sind gehfähige ältere Kinder oder Jugendliche betroffen. Bei bestehenden Schmerzen sollte das oft scharfkantige Fragment am unteren Patellapol entfernt werden. Zwar gibt es spontane Heilungen, uns scheint es aber bei der Geringfügigkeit des Eingriffs nicht erforderlich, auf den Spontanverlauf zu hoffen.
Die früher häufig empfohlene zusätzliche Resektion der Knieretinakula hat sich uns als entbehrlich erwiesen.

Komplikationen

Nach Kniebeugesehneneingriffen beim jüngeren Kind entwickelt sich nicht selten eine spastische Knierekurvation. Bei einigen Kindern tritt sie auch spontan auf. In jedem Fall handelt es sich um mangelhafte Stabilisationseigenschaften der Kniemuskulatur. Deshalb ist die Behandlung der Knierekurvation in erster Linie Domäne der Krankengymnastik, wobei knieüberbrückende Schienen, selten auch Apparate mit Anschlagsperren bei 20 Grad Kniebeugung hilfreich sind. Wir haben allerdings nie sich aus Kniestreckkontrakturen entwickelnde Beschwerden beobachtet, sie entwickeln sich im Verlauf von Monaten bis Jahren allmählich zurück.

Nicht selten sieht man postoperative Steigerungen der Hüftbeugehaltung infolge Verminderung der Hüftstreckfähigkeit mit ihren Folgeerscheinungen für die Gesamtstatik. Diese Komplikation sahen wir meistens bei Kindern, die nicht frei, sondern mit Stützen liefen. Auch hier ist intensive Beübung die Methode der Wahl.

Postoperative Funktionsverbesserungen sind bei kleineren Kindern unter dem Alter von sieben Jahren die Regel, sofern bereits aktive Möglichkeiten der Fortbewegung am Boden bestanden. Häufig kann man den Erwerb postoperativ des freien Gehvermögens beobachten, wenn Kinder präoperativ auf den Knien liefen.

Dies gilt aber nur für die Vorschulaltersgruppe. Ganz im Gegensatz dazu ist bei Kindern nach dem Alter von zehn bis zwölf Jahren mit einer postoperativen Verschlechterung der Gehfähigkeit zu rechnen, besonders dann, wenn trotz starker Kniebeugung noch freies Gehvermögen bestand. Diese größeren Kinder verlieren leider postoperativ meistens die Fähigkeit zum freien Gang oder werden aber doch so unsicher, daß sie auf den Gebrauch von Stützen angewiesen sind. Andererseits ist die einmal eingetretene Kniebeugekontraktur progredient. Sie schreitet Jahr für Jahr um etwa 10 Grad fort und führt bei einem im Stand gemessenen Winkel von 90 Grad zum Kollaps und damit zur Steh- und Gehunfähigkeit.

Deshalb sind korrigierende Maßnahmen auch dann indiziert, wenn mit der Aufrechterhaltung des *freien* Ganges nicht gerechnet werden kann. Es sollte jedoch hinreichend frühzeitig operiert werden, wenn einerseits die Entwicklung voraussehbar ist, andererseits das Kind noch jung genug ist, um den geschilderten Verschlechterungen zu entgehen. Das günstigste Alter ist fünf bis sechs Jahre.

Fußdeformitäten (vgl. *Abb. 1 u. 21)*

Der Spitzfuß stellt wohl die bekannteste Deformität des Zerebralparetikers dar, und seine Korrigierbarkeit durch Achillessehnenverlängerung ist seit Little bekannt (1837).

Pathogenese

Der Zehengang allein ist noch keine Indikation zur Operation, da es sich häufig um unfixierte spastische Kontraktionen und nicht um bindegewebige Verkürzungen handelt. Erst die passive Untersuchung bei gestrecktem und gebeugtem Knie kann das Ausmaß der Kontraktur nachweisen. Daraus ergibt sich die Feststellung, ob ausschließlich die Gastroknemius-Anteile oder alle drei Köpfe des Trizeps surae beteiligt sind. Auch ist zu klären, ob die Kontraktionsfähigkeit der Wadenmuskulatur herabgesetzt ist, ob also das Kind sich im Stand höher auf die Zehen aufrichten kann.
Die Achillessehnenverlängerung führt nicht zur Wiederherstellung normaler Gegebenheiten. Der spastische Spitzfuß geht stets mit einer beträchtlichen Verkürzung des Wadenmuskels einher, so daß die Sehne bereits präoperativ überlang ist. Dieses Mißverhältnis wird durch die Operation weiter gesteigert. Aus diesem Grund gelingt es auch nie, einen vollen aktiven Gelenkausschlag wiederherzustellen. Einige Eingriffsvarianten versuchen, diesen Mißstand auszugleichen.

Operations-Vorgehen

Die Achillessehnenverlängerung ist einer der einfachsten orthopädischen Eingriffe. Je nach gleichzeitiger Beteiligung des Rückfußes im Varus- oder Valgussinne wird der mediale oder laterale Ansatz am Kalkaneus abgelöst. In leichten Fällen beim jungen Kind kann auch eine Subkutantenotomie (wechselseitige Einstiche in ca. 2 cm Distanz) ausreichen. Während die Verlängerung bei Hemispastik großzügig gehandhabt werden darf, ist bei doppelseitigen Formen Vorsicht geboten, besonders, wenn die Kontraktionsfähigkeit des Wadenmuskels im klinischen Test gemindert war. Eine Überverlängerung der Achillessehne führt dann unweigerlich zum Hackenfuß und zur Kniebeugefehlstellung. Ein Hackenfuß ist aber weichteilmäßig kaum korrigierbar, er erfordert Versteifung entweder durch Hilfsmittel oder durch Operation.

Die Eingriffe nach Strayer, Baker oder Vulpius spielen sich am Muskel-Sehnenübergang ab, der M. soleus wird dabei in geringerem Ausmaß berücksichtigt.
Die Modifikation nach Silverskjöld versucht, durch Ablösung der Gastroknemiusköpfe in der Kniekehle ein Tiefertreten der Muskulatur zu erreichen. Dies Verfahren ist nur bei geringen Spitzfuß-Ausmaßen erfolgversprechend. Im gleichen Zugang wird häufig auch eine Neurektomie der Tibialisäste nach Stoffel ausgeführt. Diese Eingriffe sind jedoch stärker noch als die originale Achillessehnenverlängerung rezidivbelastet.
Gerade beim Spitzfuß ist die Rezidivneigung umso größer, je jünger das Kind ist. Aus diesem Grund empfiehlt es sich, mit der Operation bis zum Alter von fünf Jahren zu warten, wenn die Spitzfuß-Bildung nicht zu hochgradig ist. Oft können beim kleineren Kind zunächst konservative Maßnahmen (s. dort) angewendet werden.
Am spastischen Spitzfuß sind in etwa der Hälfte der Fälle auch die Zehenflexoren, vor allem der M. flexor hallucis longus, beteiligt. Durch seinen Verlauf hinter der Achillessehne ist es bei der Originaloperation leicht möglich, diese Sehne aufzusuchen und quer zu durchtrennen. Unterläßt man dies, kommt es postoperativ häufig zum Zeheneinkrallen, auch ist die so verbreitete Valgus-Abweichung der Zehen in der Regel Folge der Kontraktur der Sehnen des M. flexor digitorum longus.

Spastischer Knick-Plattfuß

Die Valgus-Fehlstellung des Rückfußes in Verbindung mit einem steilstehenden, medial luxierten Talus-Kopf und Vorfußabduktionsfehlstellung ist neben dem Spitzfuß die häufigste Fußfehlform des Zerebralparetikers. Dabei besteht ein Überwiegen der Fußextensoren bei gleichzeitigem Hypertonus der Wadenmuskulatur, so daß der Fuß im Chopart-Gelenk »aufbricht«. Die intrinsische kurze Fußmuskulatur pflegt unteraktiv bis paralytisch zu sein, so daß bei gleichzeitiger Gewebeschlaffheit die Deformierung des Fußes unter den chronischen spastischen Zügen entsteht. Oft ist die Gewichtsbelastung im Stand und Gang dabei nicht einmal entscheidend.
Nicht selten führen auch Spitzfuß-Redressionen zur Verstärkung der Knick-Plattfuß-Fehlstellung.

Trotz der Mitverursachung der Fehlstellung durch die verkürzte Wadenmuskulatur ist eine Achillessehnenverlängerung zwecks Korrektur einer Valgus-Fehlstellung kontraindiziert, sie würde lediglich zur zusätzlichen Hackenfuß-Bildung führen, nicht aber das Gewölbe aufrichten. Im allgemeinen führen Knick-Plattfüße nicht zu Beschwerden, sind vielmehr den reduzierten Gehfähigkeiten der Patienten hinreichend angepaßt, so daß nur ausnahmsweise operative Korrekturen erforderlich sind.

Die sicherste Methode ist dabei die extraartikuläre Arthrodese beim jüngeren Schulkind. Dieser Eingriff kann bis zum Alter von neun oder zehn Jahren durchgeführt werden, wenn die Deformität noch nicht allzu rigide ist. Bei lange bestehender Knickfuß-Fehlstellung bleibt nur die subtalare Arthrodese, deren Ergebnisse aber nicht immer befriedigen.

Die weichteilmäßige Knickfußkorrektur durch Sehnenverpflanzungen sind bei zentral koordinationsgestörten Kindern wegen der Unberechenbarkeit der Muskeleinzelfunktion höchstens bei sehr leicht Behinderten anwendbar. Von Baker stammt der Vorschlag, durch eine laterale Kalkaneus-Osteotomie mit Einlagerung eines Spans eine Aufrichtung des Rückfußes zu erreichen.

Der spastische Hohl-Klumpfuß (Pes varo-cavo-adduktus)

Im Gegensatz zum Knickfuß ist der spastische Hohl Klumpfuß beschwerdebelastet und sollte deshalb stets korrigiert werden. Auch für den Hohl-Klumpfuß gilt, daß im Kleinkindesalter konservative Methoden versucht werden sollten. Operativ wird weichteilmäßig eine Verlängerung und Lateralversetzung des M. tibialis post. durchgeführt, da dieser Muskel für die Entstehung der Varus-Fehlstellung maßgeblich ist. In leichten Fällen kann auch eine Vorverlagerung desselben vor den Knöchel nach Baker genügen. In schweren Fällen hingegen muß zusätzlich eine weichteilmäßige Lösung der ligamentären Strukturen am Innenknöchel, vor allem des Lig. deltoideum erfolgen, eventuell auch der Großzehenadduktor und das Lig. plantare longum angegangen werden. Nach Abschluß des Wachstums ist die subtalare Arthrodese die Methode der Wahl.

Bei adäquater Dosierung sind die Erfolge der dargestellten Eingriffe durchweg gut und dauerhaft. Trotzdem sind häufig Spezialschuh-Versorgungen erforderlich.

X.

Motorische Entwicklungsprognosen

Die Entwicklung des spastischen Zerebralparetikers folgt grob den Stadien der motorischen Säuglingsentwicklung. So folgen auf den Erwerb des selbständigen Überrollens und der Möglichkeit des Unterarmstütz die Fähigkeit zum Langarmstütz und zum Robben. Sitz und Vierfüßlerstand werden dann am Anfang des zweiten Halbjahres erworben. Mit dem Vierfüßlerkrabbeln erscheint das Aufrichten an Gittern und Möbeln, es folgen freier, aufgerichteter Kniestand und -gang vor dem freien Stand und Gang.
Das spastisch diplegische Kind erwirbt diese Stufen mit Verzögerungen, die abhängig sind vom Schweregrad der generellen Behinderung. Die Beziehung zwischen Behinderungsgrad und Entwicklungsfortschritten ist sogar so eng, daß es sich eingebürgert hat, mit dem obersten Entwicklungsstand eines Patienten den Schweregrad seiner Behinderung zu definieren.
Wir sprechen also von leichterer Behinderung, wenn der Patient sich auf den Füßen ohne Hilfsmittel fortbewegen kann. Mittelschwer behindert sind solche, die sich im Vierfüßlergang bewegen können, wobei ältere Kinder oder Erwachsene beim Gang mit Stützhilfen ihre Arme zwar nicht an den Boden bringen, sich aber doch wie im Vierfüßlergang auch auf die Arme abstützen, so daß man dies mit dem Vierfüßlergang gleichsetzen kann.
Schwer- und schwerstbehindert sind solche Patienten, die sich entweder nur auf dem Bauche rutschend fortbewegen, oder unter den Achseln geführt werden müssen, oder ganz und gar von Helfern und Gestühl abhängig sind.

Vonseiten der Eltern ist vor allem beim jüngeren Kind immer eine der ersten Fragen, ob es zum Laufen kommt. Auch der Therapeut muß sich unter jedem Behandlungskonzept – unabhängig davon, ob es sich um konservative oder operative Indikationen handelt, – die Frage stellen, ob das Kind noch zur selbständigen, aufrechten Fortbewegung kommen kann.

Meine Erfahrung geht dahin, daß im Kindergartenalter und noch in den frühen Schuljahren große Unsicherheit hinsichtlich der bestmöglichen Entwicklungspotenz des Kindes besteht.

Meine langjährigen Beobachtungen und Nachuntersuchungen haben in dieser Frage zu Ergebnissen geführt, die den Behandler zu größerem Realismus führen müssen. Auch ausländische, besonders amerikanische Studien kamen zu ähnlichen Resultaten.*

Wir müssen deshalb mit einer großen Wahrscheinlichkeit den Erwerb des freien Gehens ausschließen, wenn das Kind

- im Alter von einem Jahr noch von tonischen Reflexaktivitäten bestimmt ist
- im Alter von zwei Jahren sich noch nicht aus Rückenlage zur Bauchlage überrollen kann
- im Alter von drei Jahren noch nicht krabbelt
- im Alter von vier Jahren noch nicht an Möbeln entlanggehen kann.

Auch die Bedrohung durch *lebenslängliche Rollstuhlgebundenheit* kann schon früh erkannt werden: Das Kind wird schwerstbehindert bleiben, wenn es

- im Alter von zwei Jahren noch von tonischer Reflexmototrik beherrscht ist
- im Alter von drei Jahren sich noch nicht zur Bauchlage überrollen kann
- im Alter von vier Jahren noch nicht krabbeln kann.

Die geschilderten Beobachtungen wurden an Kindern gemacht, die unter den üblichen krankengymnastischen Behandlungen standen. Keinesfalls kann die weitere motorische Entwicklungsfähigkeit des Kindes durch einen beliebigen operativen Eingriff wesentlich beeinflußt werden. Erwartungen, daß ein Kind, welches keinen Vierfüßlerstand ausführt, postoperativ das Laufen erwerben könne, sind also

* Vgl. Bleck, Da Paz u. a.

leider irreal. Nicht selten wird auch die »starre« Aufrechthaltung eines Kindes im gehaltenen Stand mit »Stehbereitschaft« verwechselt. Von Stehbereitschaft kann man aber erst sprechen, wenn das Kind in niederen Positionen eine gewisse Balancekontrolle erworben hat, das heißt, wenn es sicher sitzen oder sich im Fersensitz ausbalancieren kann.

Man kann die geschilderten Gesetzmäßigkeiten auch noch anders formulieren:

Wenn ein Kind im Alter von zwei Jahren sich nicht zur Bauchlage überrollen lernt, wird es dies auch niemals erwerben. Wenn mit drei Jahren noch kein Robben oder freies Sitzen und mit vier Jahren noch kein Krabbeln möglich sind, können diese Fähigkeiten auch nicht mehr erwartet werden. Das schwerbehinderte Kind hat also schon zu einem sehr frühen Zeitpunkt seine Entwicklungsmöglichkeiten ausgeschöpft.

Natürlich läßt sich durch eine Intensivierung der motorischen Therapie noch ein kleiner Fortschritt erzielen. Die Mehrzahl der Kinder aber stehen ja in ihren entscheidenden Entwicklungsjahren in qualitativ oder quantitativ etwa gleichbleibender Behandlung, so daß sie durch besonders intensive Betreuung von vornherein auf eine etwas günstigere Entwicklungsbahn kommen, damit dann auch den hier gegebenen Regeln gehorchen. Natürlich sind stets Verbesserungen der Durchführung und der Ausdauer auf dem Niveau der erreichten Entwicklungsstufe möglich, wie jeder Therapeut aus seiner Erfahrung weiß. Dennoch sollten die Betreuer wie auch das Kind selbst zu einer realistischen Einschätzung der Behinderung geführt werden.

In wenigen Einzelfällen können Abweichungen von diesen Regeln beobachtet werden. Abweichungen betreffen vor allem Kinder, deren motorische Entwicklung weniger durch IZP, sondern mehr durch die Wahrnehmungsverarbeitung retardiert ist, sowie Athetosen und Ataxien und Kinder mit mechanischen Hindernissen z. B. schwere Fehlstellungen der Füße, Knie oder Hüften.

Bei den mechanischen Hindernissen, d. h. den Gelenkkontrakturen, wird aber die motorische Entwicklungspotenz häufig überschätzt. Zwar ist es schwierig, mit krummen Knien oder auf Zehen einen *freien* Gang zu erwerben, ein solches Kind sollte aber mühelos am Boden krabbeln können, wenn es die Voraussetzungen für den Gangerwerb besitzt. Die Tatsache, daß ein Kind an den Händen gehalten sein Gewicht hält, ist nur mit größter Vorsicht als positive Gewichtübernahme zu bezeichnen: sehr oft handelt es sich um ein totales Streckmuster, das den Kindern ohne jegliche Balanceeigenschaften eine reflexhafte Aufrechthaltung ermöglicht, aber den Kindern keinerlei Balancemöglichkeiten gibt. Für die Entwicklungsbeurteilung sind also immer nur die Fähigkeiten heranzuziehen, die das Kind selbständig ausführen kann.

XI. Nichtmotorische Förderungen

1. Pädagogisch-psychologische Betreuung

Allgemeines

Pädagogische und psychologische Förderung sollte dann sogleich einsetzen, wenn Störungen und Defizite erkannt werden, möglichst schon vor Beendigung des ersten Lebensjahres.
Schon beim halbjährigen Kind ist schwere Retardierung der geistigen Entwicklung erkennbar. Da der Intelligenzrückstand jedoch viel weniger auffällig ist als körperliche Behinderungen, kann er am Anfang in der Beobachtung leicht in den Hintergrund gedrängt werden. Standardisierte Intelligenztests für das Säuglingsalter gibt es nicht, wohl aber Tabellen der Normentwicklung, an denen des Kindes Fähigkeiten und Möglichkeiten unter (kritischer!) Heranziehung der mütterlichen Angaben abgelesen werden können.
Oft verbindet sich eine retardierte Intelligenzentwicklung mit Störungen des Verhaltens: Weder große Unruhe noch apathische Verlangsamung sind günstige Voraussetzungen für Lernen. Zentrale Bedeutung hat auch die Fähigkeit zur konzentrierten Aufmerksamkeit. Sie kennzeichnet den gesunden Säugling schon ab dem Alter von drei Monaten. Fahrige Verhaltensweisen mit geringen Aufmerksamkeitsspannen sind schon sehr frühzeitig alarmierende Symptome.
Die pädagogische Frühförderung ist heute fast allerorts gegeben. Die Fachkraft, meist sind es Erzieherinnen oder Ergotherapeuten, kommen in die Familie, spielen mit dem Kind und beobachten seine Aktio-

nen und Reaktionen. Sie arbeiten dabei eng mit der Mutter oder mit dem wichtigsten Kindesbetreuer zusammen. Daraus erwachsen Konzepte für die bestmögliche Förderung. Immer sind es spielerische Zugänge, die gewählt werden, und es fällt anfangs oft schwer, den Angehörigen die Bedeutung und den Ernst dieses Spielens klarzumachen.
Je kleiner das Kind, desto mehr stehen ganzkörperliche Förderungskonzepte im Vordergrund. Das Kind lernt durch Bewegung. Die Förderung übernimmt die meisten Entwicklungsschritte aus dem, was gesunde Kinder spontan tagtäglich vollziehen. Bewegung als frühpädagogische Maßnahme bezieht selbstverständlich die Krankengymnastik ein, mit der möglichst intensive Rückkoppelung erfolgen sollte.
Spielerische Abläufe zum Zweck der Lernverbesserung sollten vielseitig, aber doch nicht allzu vielfältig sein. Das retardierte Kind benötigt viel mehr Wiederholungen als das gesunde. Auch liegt für viele retardierte Kinder in der Wiederholung von Bekanntem eine gewisse Sicherheit, weshalb sie zu Stereotypien neigen. Dieser Versuchung darf die Therapie jedoch nicht verfallen, so daß Einfühlungsvermögen, Beobachtungsgabe und Erfahrung Voraussetzung für eine erfolgreiche Förderung sind.

Wahrnehmungsintegration

Zentrale Bedeutung besitzt die Fähigkeit zur Wahrnehmungsverarbeitung. Wie in Kapitel IV bereits erwähnt, ist diese Voraussetzung für die Entwicklung der Alltagsbewältigung ebenso wie für konkrete und abstrakte Denkvorgänge.
Wahrnehmungsintegration heißt, aus allen Sinneskanälen einströmende Reize zu verarbeiten, richtig einzuordnen, zu vergleichen, Erfahrungen zu machen, abzuschätzen und zu Begriffsbildungen zu kommen. Schon beim halbjährigen Kind können solche Aufgaben in der einfachsten Form einbezogen werden: Umgang mit Materialien aller Art soll die verschiedenen Sinne ansprechen und die Besonderheit eines jeden Gegenstandes in des Kindes Erfahrungsbereich bringen. Dies erfordert keineswegs das Arbeiten am Tisch, sondern kann in ganzkörperliche Bewegung einbezogen werden. Vieles spricht dafür, daß die Stimulation der Propriozeption und der Hautsinne wie auch des Vestibulum eine nachhaltigere Wirkung erreicht als die Ansprache anderer Sinne. Gerade die Bedeutung des vestibularen Systems ist

durch die Untersuchung von *Ayres* stark in den Vordergrund getreten (vgl. Kap. IV). Allerdings sind *vestibuläre Reize jedoch bei Vorliegen von Spastik kontraindiziert.*

Familientherapie

Große Bedeutung hat die frühfördernde Therapie ebenso wie die Krankengymnastik für die ganze Familie. Sie hilft, die auf der Familie ständig lastende Sorge durch das Gespräch und den gegenseitigen helfenden Ansatz zu konkretisieren und dadurch tragbarer zu machen. Auch können akute Nöte durch diese Gespräche sehr oft erleichtert und Alltagsprobleme gelöst werden. Dadurch wird die Familie im Umgang mit ihrem Kind nachhaltig unterstützt, gewinnt an Sicherheit, was sich wiederum positiv auf das Kind auswirkt.

Kindergarten

Ab dem Alter von drei Jahren ist der Kindergarten die beste Möglichkeit der Förderung, wobei Kinder, deren Entwicklung mehr als minimal von der des Gesunden abweicht, in einen Spezialkindergarten gebracht werden sollten. Dank der viel besseren personellen und materiellen Ausstattung der Sondereinrichtungen ist hier eine gezieltere und intensivere Förderung möglich als im Regelkindergarten. Die Integration mit Gesunden hat zwar ebenfalls ihre starken positiven Aspekte, sollte aber nicht auf Kosten der Erschließung der Entwicklungspotenzen des jungen behinderten Kindes gehen. Viel besser ist es, solche Integrationswünsche auf das Schulalter zu verschieben.

Der Kindergarten stellt auch die beste Möglichkeit dar, Störungen des Verhaltens abzubauen. Sehr häufig werden in den Familien Haltungen des Überschützens beobachtet, wozu die Hilflosigkeit und Ängstlichkeit des behinderten Kindes herausfordert. Überschützung beinhaltet aber auch stets Deprivation, weil sie das Kind in seinem eigenen aktiven Bewältigen der Umwelt behindert. Gelegentlich steht auch das behinderte Kind so sehr im Familienmittelpunkt, daß gesunde Geschwister stark zurücktreten müssen.

Im Kindergarten lernt auch das behinderte Kind, sich einzuordnen, seine Bedürfnisse zurückzustellen und Verantwortlichkeiten zu übernehmen. So kommt es im Maße seiner Behinderung zu einer positiven Mitarbeit an den Aktivitäten der Gruppe.

Schwere *Verhaltensstörungen* gehören in die Hände des Kinderpsychologen, wobei die ganze Familie einbezogen werden muß. Die Behandlung ist meistens mühsam, weil die Verflechtungen in der Familie, die zu den Störungen beitrugen, selten radikal geändert werden können.

Die Förderung im Sonderkindergarten ist stets mehrdimensional: Durch die intensive Zusammenarbeit des Teams spielen sich pädagogische, krankengymnastische und andere Förderungen nicht nacheinander, sondern mit- und ineinander ab, auch ist hier die Einbeziehung der Ergotherapie und der Sprachtherapie ein wichtiges Plus, welches der Regelkindergarten nicht geben kann. Dies sollte in der Auswahl und im Zeitpunkt der Kindergarten-Eingliederung bedacht werden. Einige Sondereinrichtungen bieten auch Integrationsmodelle mit gesunden Kindern an.

In manchen Städten existieren auch schon vor dem Kindergartenalter Kleinkindergruppen, wo Eltern und behinderte Kinder stundenweise unter Fachbetreuung zusammentreffen.

Sonderkindergarten und Sonderschule werden gewöhnlich als Ganztagseinrichtung (sechs Stunden) geführt und stellen damit auch eine wesentliche Entlastung der Familie dar. Der Alltag eines Kindes mit zerebraler Bewegungsstörung ist ja gekennzeichnet durch vermehrte Pflegebedürftigkeit und ständige Hilfestellungen durch Familie und Umgebung. In leichteren Behinderungsfällen kommt es zwar zur Selbständigkeit, jedoch ist auch dann erhöhte Aufsicht und Hilfe, z. B. bei Familienunternehmungen (Ausflüge, Reisen) zu leisten. Stärker behinderte Kinder entwachsen erst mit größerer Verspätung der Betreuung in den einfachsten Alltagsverrichtungen, z. B. des Fütterns, des Windelns, des Waschens und Anziehens. Infolge des verspäteten Laufbeginns müssen sie über lange Zeit getragen und transportiert werden. Die Mitverantwortlichkeit der Eltern für die Therapie beansprucht Zeit und Mühe.

Die schwer- und schwerstbehinderten Kinder bleiben dauernd pflegebedürftig. Sie wachsen, werden größer und schwerer, ihre Körperlichkeit entspricht aber bleibend dem eines Säuglings. Sie stellen sehr hohe Anforderungen an die Kräfte der Familie und schränken auch deren Beweglichkeit hochgradig ein. Durch den Besuch der Sondereinrichtung tritt deshalb eine wesentliche Entlastung ein.

Die Sonderschule

Die Auswahl der Schule wird vor allem durch die Entwicklung der Integration bestimmt. Nur bei allerschwersten körperlichen Behinderungen im Bereich der Arme und Hände kann auch bei guter Intelligenz eine Sonderschule zwingend erforderlich sein, dies ist aber selten. Gehbehinderte Kinder können bei hinreichender Intelligenz in fast jeder Regelschule gefördert werden. Deshalb sind in den Sonderschulen für Körperbehinderte Lernbehinderte und Geistigbehinderte absolut in der Überzahl. Die Schulzeit beträgt in der Regel elf Jahre, wobei ein Hauptschulabschluß möglich ist. Andere Kinder erreichen den Lernbehinderten-Abschluß oder den Abgang aus dem elften Schulbesuchs-Jahr.

Das elfte Pflichtschuljahr kann auch als Berufsgrundschuljahr oder Berufsvorbereitungsjahr geführt werden. Auch kann noch nach dem elften Pflichtschuljahr ein Hauptschulabschluß Typ II (ohne Englisch) angestrebt werden.

Übergang in das Beschäftigungsleben

Das Berufsgrundschuljahr ist ein einjähriges Vollzeitschuljahr. Aus den angebotenen Berufsfeldern kann von den Schülern nur eins gewählt werden. Sie lernen darin die Anforderung dieses Berufsfeldes und die darunter fallenden Einzelberufe gründlich kennen. Das Berufsgrundschuljahr wird bei einer eventuellen betrieblichen Weiterbildung angerechnet. Schüler mit Hauptschulabschluß können im Berufsgrundschuljahr die Fachoberschulreife erwerben.

Das Berufsvorbereitungsjahr ist ein einjähriges Vollzeitschuljahr, welches im elften, aber auch im zwölften Jahr als spezielle schulische Hilfe für das Finden des richtigen Berufsbereichs angeboten wird. Dabei ist theoretischer Unterricht verbunden mit der Arbeit in verschiedenen Werkstätten.

Nach Abschluß der Schule ist nicht für alle Adoleszenten eine Eingliederungsmöglichkeit gegeben. Für sehr viele steht die Werkstatt für Behinderte offen, die sehr zu Unrecht bei den Familien und manchmal sogar bei den Schulen einen schlechten Ruf genießt. Für den Fachmann ist es erstaunlich zu sehen, wie selbst körperlich und geistig arg behinderte Kinder hier in der langfristig gleichbleibenden Beanspruchung in einem sehr guten, positiven Betriebsklima noch überraschende Möglichkeiten und Fähigkeiten entwickeln.

2. Sprachtherapie (Logopädische Betreuung)

Die Entwicklung der Sprache ist an zahlreiche Voraussetzungen gebunden, die berücksichtigt werden müssen, wenn ein Kind Sprachstörungen aufweist. Die wichtigsten Beeinträchtigungen sind

- integrative Entwicklungsretardierung
- Hörstörungen
- Sprachentwicklungsstörungen
- Dysarthrie
- Sonstige Ursachen.

Integrative Entwicklungsretardierung

Der Sprachbeginn eines gesunden Kindes erfolgt gegen Ende des ersten Lebensjahres. Von einem Kind mit retardierter geistiger Entwicklung kann deshalb auch keine Sprache erwartet werden, wenn es das Entwicklungsniveau eines etwa einjährigen Kindes noch nicht erreicht hat. In aller Regel ist auch eine motorische Retardierung als Bestandteil des Gesamtbildes vorhanden. Diesen Kindern hilft Frühpädagogik und/oder Bewegungstherapie besser als Sprachheilversuche.
Einige Kinder zeigen jedoch auch Retardierungen, die sich gezielt im Bereich der Sprachverarbeitung äußern. Solche Kinder wirken schwerhörig, obwohl sie es nicht sind. Vielmehr haben sie Schwierigkeiten, den akustischen Einstrom zu ordnen und zu interpretieren. Häufig bestehen ähnliche Schwierigkeiten auch auf dem Gebiet anderer sensorischer Qualitäten, so daß öfters Kombinationen mit Apraxien gefunden werden. Auch können Lese-Rechtschreibstörungen aus solchen, mangelhaften Voraussetzungen erwachsen.
Kinder mit akustischen Verarbeitungsstörungen können am besten sprachlich erreicht werden, wenn die Ansprache über mehrere Sinneskanäle läuft, das heißt mit optischen oder sensiblen Reizen verbunden ist. Auch ist es von Bedeutung, Störreize auszuschalten, und die Ansprache hinreichend einfach und hinreichend deutlich zu gestalten. Auch bedürfen diese Kinder erhöhter, ganzheitlicher Zuwendung.

Hörstörungen

Taubheit ist extrem selten, jedoch sind Hörstörungen unterschiedlicher Schweregrade bei hirngeschädigten Kindern nicht ungewöhnlich. Fast immer sind vor allem die hohen Frequenzen betroffen, so daß die Kinder Vokale viel besser verstehen als Konsonanten. Besonders schwierig erscheinen Zischlaute. Jede fachärztliche Untersuchung eines sprachgestörten Kindes fängt denn auch bei der Gehörsuntersuchung an, auch wenn die Eltern keinen Zweifel am Hörvermögen ihres Kindes haben. Man darf sich vergegenwärtigen, daß das gesunde Kind oft besser und feiner hört als der Erwachsene.
Falls ein Kind mit Hörgeräten versorgt wurde, bedeutet dies keineswegs eine Wiederherstellung des Gehörs. Mehr oder weniger starke Behinderungen bleiben bestehen. Zudem ist es nicht einfach, die Geräte dem Kind richtig einzustellen. Zum hörgestörten Kind sollte man nicht laut, sondern deutlich, akzentuiert sprechen, und bei hochgradigen Einbußen sollte das Kind die Mundbewegungen des Sprechenden deutlich sehen können.

Sprachentwicklungsstörungen

Diese Form der Sprachstörung ist selten, wird aber unter Zerebralparetikern hin und wieder angetroffen. Die Kinder zeigen stets gewisse Intelligenzdefekte, entwickeln aber ein hinreichendes Sprachverständnis. Die ersten Worte kommen manchmal spät, manchmal aber auch rechtzeitig, aber dann stagniert die Entwicklung, ja Rückschritte kommen vor. Die Kinder drücken sich jedoch lebhaft durch Gesten aus, ziehen ihre Betreuer zum gewünschten Ort. Sie lautieren allenfalls bei Unmut. Nachsprechen ist ebenso unmöglich wie das spontane Sprechen. Meist ist die Sprachschwäche begleitet von Aufmerksamkeitsstörungen, manchmal von allgemeiner Unruhe. Wenn die Kinder über einen Wortschatz von vier bis sechs Worten hinauskommen, sind diese meist sehr verstümmelt, mit starker Neigung zum Vertauschen von Konsonanten und zu Auslassungen. Das Bild hat Ähnlichkeit mit motorischer Aphasie, auch wenn die Betroffenen Sprache nie besaßen. Sehr oft wird selbst von Fachleuten dieses Syndrom aufgrund gleichzeitig bestehender motorischer Behinderungen verkannt.

Dysarthrie

Die Dysarthrie ist die typische motorische Sprechstörung bei Zerebralparese. In schweren Fällen kann das Sprechen ganz unmöglich sein. Immer ist die Dysarthrie Teil einer schweren, den ganzen Körper betreffenden Koordinationsstörung, vor allem bei Athetosen.
Zwar ist reine Athetose selten, jedoch kommen athetotische Zusatzkomponenten bei der Spastik recht häufig vor und erklären das häufige Auftreten von Sprechstörungen bei Zerebralparese (30–70%). Reine Spastik betrifft die Koordination im Kopfbereich kaum, so daß Kinder mit reiner spastischer Diplegie oder Tetraplegie nur die Formen von Aussprachestörung zeigen, die wir auch bei gesunden Kindern kennen. Allerdings ist die Vorkommenshäufigkeit bedeutend größer. Es handelt sich jedoch nie um Verständlichkeitsprobleme, und sprachtherapeutische Behandlung ist zwar nützlich, aber niemals so vordringlich wie bei den athetotischen Sprechstörungen.
Die dysarthrische Sprache geht in schweren Formen mit stark verbreiterten Körperinnervationen einher, der ganze Körper arbeitet mit. Die Sprache ist stoßend, mühevoll, insgesamt sehr verlangsamt, einzelne Wörter oder Laute können aber schnell kommen. Sie ist stark näselnd, verwaschen, so daß öfters der Vergleich zur Bulbärparalyse gegeben ist. Die Lautstärke ist ganz unkontrolliert wechselnd.
Da dem Menschen zum Sprechen keine anderen Werkzeuge als den Säugetieren zur Verfügung stehen, sind die schweren Formen von Sprechstörungen stets mit Störungen der Nahrungsaufnahme verbunden. Da das Sprechen aber ungleich diffizilere Anforderungen an die Muskelkoordination stellt, können leichtere Sprechstörungen auch ohne Eßstörungen einhergehen.

Sonstige Ursachen für Sprachstörungen

Kinder, die in deprivierter Umgebung aufwachsen oder auch sehr überschützte Kinder können mehr oder weniger starke Retardierungen ihrer Sprachentwicklung zeigen. Auch die soziale Situation spielt dabei eine Rolle, so gibt es Familien, in denen nur sehr wenig und/oder undeutlich gesprochen wird. Auch Kinder aus mehrsprachigen Familien weisen gewöhnlich sprachliche Retardierungen auf.
Besonders schwerwiegend ist die Kommunikationsstörung beim früh-

kindlichen Autismus. Hierzu muß allerdings festgestellt werden, daß das volle Bild des Autismus bei mehr als minimal bewegungsgestörten Kindern nicht beobachtet wird.

Behandlung

In der Sprech- und Sprachbehandlung sind je nach den gegebenen Voraussetzungen zwei grundsätzliche Therapiewege zu unterscheiden:

- Das Kind mit *sprachlicher Entwicklungsretardierung,* aus welchen Gründen auch immer dieselbe vorliegt, benötigt eine Behandlung zur *Sprachanbahnung.*
- Das Kind mit *Dysarthrie* hingegen benötigt eine mit der Krankengymnastik verwandte *Behandlung auf neurophysiologischer Basis.*

Die Vorbemerkung schließt nicht aus, daß zerebralparetische Kinder oft beide Ansätze gleichzeitig benötigen. Es werden deshalb an den Sprachtherapeuten besonders hohe Anforderungen gestellt. Die Therapie sollte frühzeitig einsetzen, möglichst noch vor der Vollendung des ersten Lebensjahres. Krankengymastin, Familie und Betreuer, ganz besonders aber die Mutter müssen in die Therapie einbezogen werden, müssen Verstehen und Sensibilität für die Kommunikationsprobleme des Kindes entwickeln.

Wesentlich ist, daß das Kind ganzheitlich gesehen wird, daß die Sprachtherapie es als ihre Aufgabe erkennt, dem Kind zur Kommunikation zu verhelfen, d. h. seine Fähigkeit zur Mitteilung und zur Anteilnahme anzubahnen. Kommunikation bedeutet einen Wechsel von Aktion und Reaktion, so daß das Kind sich nicht nur anderen mitteilt, sondern auch die Mitteilungen anderer empfängt und verarbeitet.

Methoden der Sprachanbahnung bei Erwachsenen sind deshalb weitgehend unbrauchbar. Die Therapie beginnt mit Schaffen freundlicher Athmosphäre, mit einer ganzheitlichen Begegnung des Therapeuten mit dem Kind, wobei Störreize möglichst klein gehalten werden sollen, um die akustische Aufmerksamkeit nicht zu überlasten.

Behandlung der Dysarthrie

Sie besteht nach Erreichen der skizzierten Voraussetzungen in drei Schritten:

- □ Minderung der abnormen Tonuslage der Rumpfmuskulatur unter Benutzung von reflexhemmenden Ausgangshaltungen, gleichzeitige Beeinflussung des Atmens und der Lautgebung
- □ Hemmung oraler Reflexe unter Heranziehung der Eß/Trinktherapie und des Saugens
- □ Anbahnung feinkoordinierter Bewegungen von Lippen, Zunge und Kiefer.

Diese drei Schritte werden keinesfalls nacheinander, sondern miteinander verwirklicht.

Tonusnormalisierung, Anbahnung von Atmung und Lautgebung

Die günstigste Ausgangshaltung ist die einer totalen Beugung (Saugmuster, Rood), meistens ist das der Sitz mit vorgeneigtem Kopf. Diese Haltung braucht nicht starr zu sein, sie kann mit anderen, so bei der Atembeeinflussung, abwechseln. Auch die Basishaltung nach *Castillo Morales** besteht in einer halbliegenden Beugestellung auf der Matte. Bei Athetosen ist stets auch die Atmung gestört, wobei vor allem Ausatmungsstörungen bestehen. Vertiefung der Atmung kann durch Handgriffe im Thorax- und Abdominalbereich oder auch durch Reize, z. B. mit Kälte, angeregt und bewußt gemacht werden. Auch fördert eine Schräglagerung des Körpers mit Tieflagerung des Kopfes die Zwerchfelltonisierung und dient damit der Atemverbesserung.

Spontane Laute können durch Vibrationen im Thoraxbereich für das Kind spürbar gemacht werden, auch wird ein kleineres Kind solche Übungen freudig wiederholen. Das größere Kind kann durch Blasübungen, aber auch durch krankengymnastische Übungen des Rumpfes und der Arme (Rotation, Stemmen, Gewichtsverlagerung) zur Verbesserung der Atmung gebracht werden.

* Vgl. Limbrock u. a.

Reflexhemmung und Eßtherapie

Pathologische orale Reflexe kennzeichnen vor allem das Kind mit Spannungsathetose. Dabei handelt es sich in erster Linie um das tonische Mundöffnen (Babkinreflex). – Alle anderen tonischen Mundreflexe sind selten, nur bei schwersten Athetosen zu finden. Sämtliche tonischen Mundreflexe gehören zu dem Nackenextensionsmuster, so daß die Voraussetzung zur Hemmung dieser Reflexe die Vorneigung des Kopfes ist. Oft geht mit der Reflexpathologie eine sensorische Übererregbarkeit einher, so daß schon auf geringfügige Reize, z. B. Krümel übersteigerte Reaktionen, z. B. Würgen, eintreten.
Unabhängig von tonischen Reflexen besteht oft eine Schwierigkeit des Lippenschlusses, wobei meistens eine mangelnde Sensibilität im Lippen- und Wangenbereich vorliegt.
Die Regulationstherapie nach Castillo Morales beinhaltet einen besonders vielseitigen Ansatz in der Verbindung diverser krankengymnastischer Elemente in Kopf/Gesicht/Mundbereich und der Benutzung von Stimulationen der Zungen- und Lippenbewglichkeit, u. a. durch angepaßte Gaumenplatten.
Der Therapeut versucht, die oralen Reflexe durch Spatel oder Löffel zu hemmen, auch versucht er durch Führung der Lippen, der Wangen und des Unterkiefers das Eintreten dieser Reflexe zu hindern. Die lästige Reaktionssteigerung auf sensible Reize wird meist fälschlich als Hypersensibilität bezeichnet, und bei dem sogenannten Desensibilisieren handelt es sich um Hemmung der überschießenden Aktivitäten. Dies wird durch feste Drucke ausgeführt, z. B. mit einem Spatel, indem man diesen auf der Zunge von vorn nach hinten bewegt und dabei kräftigen Druck ausübt. Auch Massage und Druck der seitlichen Mundräume kann dazu beitragen. Es wird gewarnt vor der Benutzung des ungeschützten Fingers, weil eventuell plötzlich auftretende Beißreflexe für den Behandler schmerzhaft sein können. Besser ist es, mit einer Zahnbürste zu arbeiten. Auch die elektrische Zahnbürste kann einen hemmenden Effekt haben.
Ist der Zungenstoß für die Fütterung erschwerend, muß die Nahrung entweder seitlich in den Mund oder hinreichend weit nach hinten gebracht werden.
Das Fazilitieren des Mundschlusses geschieht nicht nur durch Führen und Halten der Lippen und Druck auf dieselben, es können auch Eis-

stückchen und Eislutscher als Reiz benutzt werden. Auch sind Dehnreize an den Mundwinkeln hilfreich, indem sechs- bis zehnmal vorsichtige Dehnungen angebracht werden, denen reaktiv eine Tonisierung der Lippen folgt. Um diesen Effekt zu verstärken, sollten Widerstandsübungen angeschlossen werden (Blasen, Pusten, Prusten, Spucken). Zum Blasen eignet sich nicht nur ein Trinkröhrchen, sondern auch Watte, Fäden, eine Kerzenflamme oder kleine Schwimmgegenstände und Korken im Wasser. Auch das feste Halten mit Zähnen und Lippen wirkt mundschlußstabilisierend, dies kann zum Beispiel durch einen Beißring oder einen Lutscher bewerkstelligt werden, um dessen Besitz man mit dem Kind »kämpft«.

Beim älteren Kind werden zur Verbesserung des Mundschlusses auch psychologische Methoden der positiven Verstärkung, oft mit überraschendem Erfolg, eingesetzt.

Ein sehr wichtiger Bestandteil dieser Therapiestufe ist die Eßtherapie. Das Kind befindet sich dann stets in der vollen Flexionshaltung, die fütternde Therapeutin führt mit der freien Hand nach Bedarf den Kopf, den Kiefer und/oder die Lippen und Wangenmuskulatur. Dabei soll das Kind Gefühl für normale Haltung und Mundbewegung erwerben. Gerade bei offenstehendem Mund ist die Anwendung gewisser Drucke nützlich. Von besonderer Wichtigkeit ist das Saugen. Dabei wird ein Plastikröhrchen von 7–10 mm Außendurchmesser benutzt und dem Kind eine wohlschmeckende Flüssigkeit angeboten. Das Saugen stellt für die Lippen- und Wangenmuskulatur eine Widerstandsübung dar und ist deshalb besonders geeignet zur Normalisierung des Tonus. Das gleiche Röhrchen kann auch zum Blasen benutzt werden, wobei z. B. das Ausblasen in Flüssigkeiten für das Kind ein reizvolles Spiel darstellen kann. Bei *Rood* wird das Saugen auch mit trockenen Kleinfiguren, z B. aus Papier, geübt, die mit dem Röhrchen angesaugt, sozusagen gefischt werden können.

Das Trinken aus der Tasse kommt gewöhnlich erst in einem etwas fortgeschritteneren Stadium hinzu, dabei soll das Kind die Lippen fest um den Tassenrand schließen lernen und dazu nicht die Zähne gebrauchen. Prekär ist allerdings das Anheben des Kopfes mit der damit verbundenen Verschluckgefahr, weshalb dies eine Übung für das nicht ganz schwer mundgestörte Kind bleibt.

Anbahnung von Feinmotorik

Die ersten Feinbewegungen werden in der Form von Kauübungen angebahnt. Der Laie pflegt zu übersehen, daß auch das menschliche Kauen kein scharnierhaftes Kieferschließen und -öffnen darstellt, sondern ein dosiertes Bewegen der Kiefergelenke, teils vor und zurück, teils ein wenig zu den Seiten. Dabei macht die Zunge sehr lebhafte Bewegungen, um die Nahrung zwischen die Zahnreihen zu bringen. Das Kauen des athetotischen Kindes besteht fast immer aus Scharnierbewegungen, und die abgestuften Bewegungen längs und quer zu den Zahnreihen müssen manuell durch Kieferführung angebahnt und somit dem Kind bewegungsmäßig bewußt gemacht werden. Das Kind muß aber gleichzeitig lernen, mit der Zunge seinen Mund zu säubern. Hier wird von einigen Therapeuten Gründlichkeit empfohlen, andere dagegen ermutigen zum Einhalten eines gewissen Rhythmus in der Nahrungszufuhr, um des Kindes Bemühungen hinreichend lebhaft zu erhalten. Zweifellos ist der richtige Weg individuell zu finden.
Die feinen Bewegungen der Zunge können auch durch Leckübungen unterstützt werden, die man zum Beispiel durch Bestreichen des Mundes mit Schokolade oder Marmelade erreichen kann.
Schluckfaule Kinder, die dazu neigen, die Nahrung im Munde zu behalten, können durch kurze Kältereize in der Fossa jugularis zum Schlucken angeregt werden. Rood empfiehlt auch vorsichtiges Pinseln in dieser Gegend oder auch hinter dem Ohr (Innervationsgebiet des zehnten Hirnnerven).
Die weitere Bewegungsanbahnung entfernt sich allmählich von der Nahrungsaufnahme und geht zu Lautanbahnungen über. Gewünschte Laute werden in Beziehung gebracht zu konkreten Objekten. In einem weiteren Schritt werden Lautverbindungen mit Sinninhalt eingebracht, wobei stets Kopf- und Körperkontrolle nicht vernachlässigt werden dürfen, auch sollten in diesem Stadium Bewegungen, besonders Rotation des Oberkörpers, hinzugenommen werden. Auch im letzten Stadium, dem Stadium des Satzaufbaus, sollen Körperbewegungen erfolgen, z. B. »Dahinten (Kind dreht sich, streckt Arm aus) steht Susi«. Das Kind kann ermutigt werden, seine Äußerungen zu »rufen«, um einen kräftigen, gleichmäßigen Atemstrom zu erzielen.
Nur sehr selten ist es sinnvoll, auf Beherrschung schwieriger Konsonanten oder Konsonanten-Kombinationen abzuzielen. Allenfalls bei

sehr geringfügigen Störungen und fortgeschrittenen Kinder dürfte dies angebracht sein.

Therapie der Sprachretardierung

Nach *Affolter* geht dem Erwerb des Sprachverständnisses stets das Erkennen von Handlungsabläufen voraus.
Erste sprachliche Äußerungsübungen können sich aus Imitationen, z. B. von Tierlauten, Verkehrsgeräuschen oder Ausrufen (au! ih!) ergeben. Auch einfachste »babbelnde« Lautäußerungen des Kindes sollen vom Therapeuten aufgenommen werden, stets in Augenkontakt und mit Aufmerksamkeitshaltung.
Im übrigen folgt die Sprachanbahnung der normalen Entwicklung, so daß Hauptworte vor Verben erworben werden. Oft stehen die ersten Laut- und Wortäußerungen in enger Verbindung mit spielerischem Erleben und sollten so auch in die Therapie umgesetzt werden.
Auch Wiederholungen von Lauten oder Lautabfolgen spielen eine große Rolle. Auch das gesunde Kind pflegt in der Imitation der Erwachsenensprache starke Vereinfachungen vorzunehmen, dies sollte auch die Therapie berücksichtigen.
Nach dem Erwerb wesentlicher Hauptworte folgen Verben, wobei die nächstliegenden Tätigkeiten (essen, bringen, gehen, fahren, schlafen) als Erstlingsbegriffe eintreten.
Erste Eigenschaftsworte mögen Begriffe wie »heiß«, »kalt«, »süß« oder »fein« sein.
In Puppenstuben, Rollenspielen, Bilderbüchern können alltägliche Zusammenhänge erlebt und begleitende formuliert werden.
Beim gesunden Kind treten ab einem Wortschatz von ca. zwei Dutzend Einzelwörtern (Sprechalter $1^1/_2$ J.) die ersten Wort-Verbindungen auf, aus denen in der weiteren Entwicklung zunächst agrammatische und später syntaktisch richtige Sätze werden.
Stets bleibt zu berücksichtigen, daß zwar eine Körperkoordinationsstörung den Lebenslauf des Kindes stark belastet, jedoch die Unfähigkeit zur Kommunikation sich wesentlich belastender auswirkt. Ein Kind, das im Alter von sechs Jahren kaum Sprache besitzt, hat eine schlechte Prognose. Hier ist der Einsatz anderer Kommunikationshilfen angezeigt.

Das BLISS-Symbol-System umfaßt viele Zeichen, die eine stark vereinfachte Bilderschrift darstellen und einem sprachbehinderten Kind Äußerungen erlauben, von einfachsten Bedürfnissen bis zu relativ komplexen Zusammenhängen. Die Bildzeichen sind mit Wortbeschriftungen versehen, so daß jeder angesprochene Gesunde verstehen und korrespondieren kann.
Das einfachste Bedürfnis ist das Angeben von Ja und Nein. Die meisten sprechunfähigen Kinder können dies durch Kopf- oder Augenbewegungen anzeigen. Geht auch das nicht, können Ja- und Nein-Schildchen an den Armlehnen des Stuhls angebracht werden, das Kind kann dann durch Wendung der Augen zu dem entsprechenden Wort seine Antwort anzeigen.
Die elektrische Schreibmaschine ist eher eine Hilfe für schreibbehinderte als für sprechbehinderte Kinder und Jugendliche. Da praktisch alle schwer sprechgestörten Kinder Athetotiker sind und schwere Handkoordinationsstörungen aufweisen, ist ihnen das Schreiben mit der Hand selten möglich.
Es gibt kleine Armbanduhr-Schreibmaschinen, die auf einem Streifen eingetippte Mitteilungen an die Umwelt ermöglichen.
Elektronische Kommunikationssysteme sind überaus aufwendig und schon von ihren Ausmaßen her auf eine bestimmte Räumlichkeit beschränkt. Auch erfordern sie eine normale oder doch subnormale Intelligenz zur Bedienung. Diese Systeme kommen für Schulkinder und Heranwachsende in Frage und erfordern beträchtliche Bereitschaft auch der Familie. Dann allerdings ist dem erweiterten Ausbau kaum eine Grenze gesetzt.

3. Medikamente, Sonstiges

Medikamente*

Versuche medikamentöser Beeinflussung der spastischen Zerebralparese gehören zu den ältesten Therapieansätzen, jedoch ist ihr Anwendungsbereich sehr beschränkt. Für das spastisch behinderte Kind ist nicht der erhöhte Tonus der Muskulatur das entscheidende Bewe-

* Vgl. Jörg u. a.

gungshindernis, sondern die Unfähigkeit, vielseitige und genau dosierte Bewegungskonzepte zu entwerfen. Der gesteigerte Bewegungstonus ist also nur eine untergeordnete, zusätzliche Störung. Unter medikamentöser Reduktion der spastischen Muskelüberaktivation können sehr störende, generalisierte Hypotonien auftreten, wie sie zuweilen an Anfallskindern beobachtet werden, die infolge ihrer hohen Anfallsaktivität höhere medikamentöse Einstellungen mit dem Nebeneffekt der Muskelhypotonie benötigen. Solche Kinder sind infolge der schweren Muskelhypotonie kaum noch motorisch therapierbar. Dennoch gibt es eine beschränkte Zahl von Patienten, bei denen Medikamente eine gezielte Wirkung entfalten können. Dies gilt zum Beispiel für abnorme Steigerungen der Muskelinnervationen nach Traumen oder Operationen. Auch gibt es bei einigen Kindern während der Pubertät Zeitabschnitte mit starker, manchmal schmerzhafter Übertonisierung der Muskulatur, öfters waren dies unter unseren Beobachtungsfällen athetotische Mischformen.

Eins der ältesten und noch immer zuverlässig wirksamen muskelrelaxierenden Substanzen ist *Diazepam* (Valium). Seine müdemachende Wirkung geht bei regelmäßiger Anwendung im Lauf einiger Tage zurück, und schwerwiegende Nebenerscheinungen sind nicht bekannt. Die Tatsache, daß sich eine Sucht entwickeln kann, schreckt manche Eltern vor der Anwendung zurück, obwohl sie von mir bei den kindlichen Patienten nie gesehen wurde. Auch bedeutet die Valiumsucht nicht etwa den Zwang zur fortwährenden Steigerung der Dosierung, sondern ein Angewiesensein auf eine feste Standarddosis.

Vor allem aus der Behandlung spastischer Paraplegien nach Rückenmarkschäden ist *Baclofen* (Lioresal) bekannt geworden. Es handelt sich um einen Abkömmling der Gamma-Amino-Buttersäure. Bei zentralnervösen spastischen Lähmungen hat sich jedoch das Lioresal entgegen positiven Anfangsmeldungen nur wenig bewährt.

Memantine (Akatinol) hat sich in den letzten Jahren in der Behandlung spastischer, aber auch athetotischer Überinnervationen bedingt durchgesetzt. Zwar sind die Therapieergebnisse von Patient zu Patient inkonstant und nicht sicher vorhersagbar, dennoch ist in einer Anzahl der Fälle ein guter entspannender Effekt ohne nennenswerte Nebenerscheinungen zu beachten. Auch entfällt die für andere Myotonolytika typische müdemachende Wirkung. Die anfangs gefürchteten

Nebenerscheinungen auf Leber und Thrombozyten haben sich nicht bestätigt, so daß das Medikament, welches anfangs einschleichend dosiert wird, heute bedenkenlos verabreicht werden kann.

Biperiden (Akineton) Dieses, bereits alt eingeführte Medikament ist uns öfters bei einigen älteren Kindern mit spastisch-rigorhaften oder athetotischen Überinnervationen als gut wirksam begegnet. Auch dabei gilt jedoch, daß die Wirkung nicht mit Sicherheit vorausgesagt werden kann. Auch Akineton wird einschleichend dosiert. Schwerwiegende Nebenerscheinungen sind nicht bekannt.

Alkohol

Athetotisch-dyskinetische Bewegungsstörungen können sich unter Alkoholgenuß bessern. Da dies aber mit allen Problemen der Alkohol-Toxizität einschließlich der Sucht verbunden ist, ist seine therapeutische Anwendung im allgemeinen nicht zu rechtfertigen.

Lokal applizierte Medikamente

Botulinum-Toxin*

Seit einigen Jahren ist die therapeutische Wirkung von Botulinumtoxin-Injektionen zur lokalen Ausschaltung kleinerer Muskeln in Anwendung. Erfahrungen bestehen insbesondere in der Behandlung von Blepharospasmus und muskulärem Schiefhals. Im Ausland sind an einigen Zentren auch spastisch-zerebralparetische Kinder in größerer Zahl behandelt worden (Boston, USA, Belfast, Irland). Die technische Handhabung ist einfach und beschwerdearm, da lediglich intramuskuläre Injektionen mit sehr feinen Nadeln erforderlich sind. Die behandelten Muskeln werden ganz oder partiell gelähmt, wodurch ein Effekt erreicht wird, der einer operativen Sehnenlösung ähnelt.

Es bestehen jedoch Schwierigkeiten in der Behandlung großer Muskelgebiete, da die erforderlichen Dosierungen allgemeintoxische Auswirkungen haben könnten. Auch tritt der Effekt erst zwei bis fünf Tage nach der Injektion ein und hält nur etwa ein Vierteljahr vor, so daß Wiederholungen erforderlich sind. Schließlich ist der Preis des Toxin sehr hoch.

* Vgl. Cosgrove u. a., Heinen u. a.

Aus solchen Gründen scheint sich Botulinum-Toxin nur bei kleinen Muskeln z. B. an der spastischen Hand anzubieten, wo die geringen erforderlichen Dosen eine toxische Nebenwirkung ausschließen und der Preis tolerabel ist. Durch intensive Behandlung mit konventionellen Methoden kann in der Zeit der motorischen Ausschaltung versucht werden, ein günstiges Funktionsergebnis zu erarbeiten, was dann eventuell über die Zeit der Muskelschlaffheit hinaus anhält.

Neurochirurgische Therapiezugänge

Stereotaktische Eingriffe

Die größte Gruppe für stereotaktische Eingriffe stellen Patienten mit extrapyramidalen Bewegungsstörungen dar.
Weniger günstig als beim idiopathischen Parkinsonsyndrom sind die Resultate bei Hyperkinesen und Dystonien. Kombiniert offen/stereotaktische Operationen haben sich beim Vorliegen von tumorösen Gehirnprozessen bewährt. Spastische Symptome, z. B. solche bei Halbseitenlähmung, stellen dagegen überaus selten Indikationen zum stereotaktischen Eingriff dar.
Die operative Therapie setzt meist nicht an Hirnteilen an, in denen pathologische Veränderungen nachweisbar sind, sondern an Strukturen, die mit dem primär erkrankten Gebiet in engem funktionellen Zusammenhang stehen. So werden z. B. beim Athetose-Patienten die stereotaktischen Ausschaltungen bevorzugt in der Zona incerta des Thalamus durchgeführt. Der größte Teil der sogenannten pallido-fugalen Bahnen erreicht die Großhirnrinde auf dem Wege über ventrolaterale Teile des Thalamus.
Nach erfreulichen Anfangserfolgen sind allerdings leider bei der Mehrzahl der Patienten im Laufe von Monaten ein Rezidive zu beklagen. Deshalb sind befriedigende Dauerresultate selten geblieben.

Dorsale Rhizotomie

Das Verfahren der Ausschaltung von dorsalen Wurzeln nach Förster geriet nach seinen Erstanwendungen in den frühen Jahren dieses Jahrhunderts zunehmend in Vergessenheit. Durch gezielte Auswahl einiger lumbaler dorsaler Wurzeln konnten die über die Gammaschleife verlaufenden motorischen Einflüsse und damit die Gammaspastik ausgeschaltet werden. Es zeigte sich jedoch, daß die Nebenwirkungen auf motorischem Gebiet (Stabilitätsverlust) wie auch auf sensorischem Gebiet oft unvorhersehbar waren, auch kam es nach Monaten bis Jahren zum Rezidiv. Das Verfahren wurde jedoch mehrfach wieder aufgegriffen. Wir verfügen nur über geringe eigene Erfahrungen. Es könnte jedoch bei Patienten, die aufgrund der schweren Gammaspastik Pflegeschwierigkeiten bieten, eine therapeutische Hilfe darstellen.

Psychologische Therapieansätze

Die Beachtung psychologischer Grundsätze in der Therapie des Zerebralparetikers erscheint von solch eminenter Wichtigkeit, daß jeder Krankengymnast psychologische Grundkenntnisse besitzen sollte. Zahlreiche Therapieversager sind ausschließlich auf psychologisches Ungeschick der Therapeuten zurückzuführen.
Daß das therapeutische Umfeld des Kindes freundlich ansprechend und kindgemäß sein sollte, erscheint banal. Der krankengymnastische Therapeut sollte jedoch in seiner Freundlichkeit im Zugang zu dem Kind Abstufungen erkennen lassen, so daß das Kind sein Verhalten an der Reaktion des Therapeuten korrigieren kann.
Motorische Aufgabenstellungen gelingen leichter, wenn die richtigen Ansätze des Kindes belohnt, die falschen aber von der Belohnung ausgeklammert werden. Zur Belohnung eignen sich nicht so sehr Süßigkeiten oder andere Geschenke, sondern in erster Linie die persönliche Zuwendung des Therapeuten. Dabei sollte sich der Therapeut bewußt sein, daß *jegliche* Ansprache, auch eine tadelnde, stets als Zuwendung verstanden wird und zu unterlassen ist, wenn des Kindes Reaktionen gänzlich unerwünscht ablaufen. So sind unerwünschte Abläufe am leichtesten dadurch auszuschalten, daß sie keine Beachtung finden. Leider erlebt man in praxi meistens gesteigerte Versuche des Therapeuten, auf das unwillige Kind einzureden.
Auch die Inhalte der Therapie sind oft für das Kind öde und wenig kindgemäß. Aufforderungen, ein Klötzchen zu geben und zu nehmen, lassen das Kind sehr bald ermüden. Es sollte also versucht werden, mit kindgemäßen Materialien zu arbeiten und der Phantasie mög-

lichst viel Raum zu lassen. Bei Kleineren können Rollenspiele jeder Art, auch ganz ohne Material, eingeflochten werden, bei Größeren können Wettstreitsituationen herbeigeführt und Selbstbestätigungen vermittelt werden. Überaus häufig wird der therapeutische Fehler beobachtet, daß des Kindes unvollkommenste Bemühung mit lauten Lobsprüchen überschüttet wird, ein Verhalten, welches dem Kind jede Orientierung für wirklich gute Leistung nimmt. Der Therapeut sollte vielmehr seine Zuwendung dem Kind gegenüber der erwarteten Leistung des Kindes entsprechend abstufen.
Nicht zu vergessen ist auch, daß die Therapiestunde nicht nur freundlich beginnen, sondern auch herzlich enden sollte, damit das Kind eine positive Erinnerung mitnimmt. Deshalb sollten auch unerfreuliche Stunden mit einem herzlichen Abschied enden.

Bio-Feedback

Das apparateunterstützte Trainieren ganz bestimmter Bewegungsausführungen hat sich nur wenig durchgesetzt. Dies liegt einerseits an dem dazu gehörigen apparativen Aufwand und andererseits an der zwangsläufig gegebenen Einseitigkeit der motorischen Trainingsaufgaben. Im Grunde stellt das Bio-Feedback nichts anderes als eine Weiterführung der Verhaltenstherapie dar.

Mentales Training

Aus der Sportmedizin ist das mentale Training als Möglichkeit der motorischen Verbesserung bekannt. Der Proband hat dabei eine motorische Aufgabe intensiv zu durchdenken bzw. sich intensiv in die entsprechenden Vorstellungen zu versetzen. Dadurch können die dazugehörenden motorischen Ausführungen eine Erleichterung der Bahnung erfahren.
Diese Art der Therapie eignet sich naheliegenderweise nur für wenige, heranwachsende oder erwachsene Zerebralparetiker.

Zweifelhafte Therapieverfahren

Akupunktur

Nach ermutigenden Erfolgen im Bereich zahlreicher vegetativ gefärbter Leiden wurde die Akupunktur auch zur Verbesserung spastischer Störungen – vor allem ausgehend von der Wiener Schule (TENK) – herangezogen. Eine Gruppe uns gut bekannter so behandelter Kinder konnte jedoch keine gesicherten bzw. mehr als minimalen Erfolge demonstrieren. Da zudem die empfohlenen Akupunktursitzungen doch recht aufwendig waren, haben sie sich in den Therapieprogrammen der Zerebralparese nicht halten können.

Feldenkrais

Die Feldenkrais-Methode liegt zwar großenteils in den Händen von Krankengymnasten, ist jedoch in erster Linie eine psychologische Methode mit dem Ziel der Körperbewußtmachung und der Muskelentspannung. Da es sich also nicht um eine Bewegungstherapie, sondern eine entfernt mit dem Autogenen Training verwandte Entspannungstherapie handelt, ist sie m. M. n. zur Schulung der Motorik nicht geeignet. Freilich steht es jedem erwachsenen, intelligenten Zerebralparetiker offen, sich dieser Methode zur Verbesserung seines Körperbefindens zuzuwenden.

Die »neurologische Organisation« nach Doman

Diese Behandlung wurde in Philadelphia, USA; durch Glenn Doman, einem Krankengymnasten, auf dem Boden älterer neurologischer Behandlungskonzepte begründet. Sie besteht seit etwa vierzig Jahren und zeichnet sich aus durch exzessives Üben, welches großenteils nicht als neurophysiologisch begründet gelten kann. Das Kind wird täglich sechs bis acht Stunden durch wechselnde Personen therapiert, wobei Schulungen des Kriechens sowie dehnende und streckende Übungen im Vordergrund stehen. Gleichzeitig kommen Diätanleitungen und Atemübungen mit kohlendioxydangereicherter Luft zur Anwendung. Auch werden verschiedene Sinnesübungen durchgeführt.
Die Tatsache, daß Doman wider besseres Wissen den betroffenen Eltern völlige Heilung, ja Fähigkeit zu überdurchschnittlichen Leistun-

gen verspricht, verweist seine Therapie in den Bereich der sektenähnlichen Heilslehren, weshalb Doman nirgendwo in den USA akzeptiert ist.
In Europa bestehen aber verschiedene Zentren, die nach Doman anleiten, und besonders von solchen Eltern angesteuert werden, die glauben, durch ein Mehr an Üben des Kindes Behinderung bezwingen zu können. Die Mehrzahl der europäischen Zentren folgt nicht genau den rigiden Schemata aus Philadelphia.
Unter dem geschilderten exzessiven Beüben kommt es natürlich zu Verbesserungen, jedoch könnten diese mit herkömmlichen Verfahren rationeller erreicht werden. Die psychosoziale Situation des Kindes muß unter der Domanbehandlung als gefährdet gelten, weshalb sie in Deutschland und anderen mitteleuropäischen Ländern nicht anerkannt ist.

Literatur

Abel, M. F., et al.: Analysis of hip dysplasia in cerebral palsy: A study of radiographs and 3D reformatted images.

Affolter, F., E. Stricker: Perceptual processes as prerequisites of complex human behavior. Huber, Bern, 1980.

Alen, M. C., G. R. Alexander: Screening for cerebral palsy in preterm infants, delay criteria for motor milestone attainment. J. Perinatol. 14, 190, (1994).

Ayres, A. J.: Bausteine der kindlichen Entwicklung. Die Bedeutung der Integration der Sinne für die Entwicklung des Kindes. 2. Aufl. Springer, Berlin – Heidelberg, 1992.

Baumann, J. U.: Operative Behandlung der infantilen Zerebralparesen. Thieme, Stuttgart, 1970.

Baumann, J. U.: Orthopädische Betreuung. In: Feldkamp u. a.: Krankengymnastische Behandlung der Infantilen Zerebralparese. 4. Aufl. Pflaum, München, 1989.

Baumgartner, H., J. Dvorak, T. Graf-Baumann, B. Terrier: Grundbegriffe der Manuellen Medizin. Springer, Berlin – Heidelberg, 1993.

Bleck, E. E.: Orthopaedic management of cerebral palsy. Lippincott, Philadelphia, 1987.

Blum, M.: Die neurophysiologischen Grundlagen der Hippotherapie als Bahnungssystem. Krankengymnastik 43, 1261, (1991).

Bobath, B., K. Bobath: Die motorische Entwicklung bei Zerebralparesen. 2. Aufl. Thieme, Stuttgart, 1983.

Bobath, B.: Abnorme Haltungsreflexe bei Gehirnschäden. 4. Aufl., Thieme, Stuttgart, 1986.

Brunner, R., J. U. Baumann: Clinical benefit of reconstruction of dislocated or subluxated hip joints in patients with spastic cerebral palsy. J. Pediatr. Orthop. 14, 290, (1994).

Brunotte, P.: Spastik-Pathophysiologie, klinische Aspekte, Ursachen und Behandlung. Krankengymnastik 43, 223, (1991).

Bundesarbeitsgemeinschaft für Rehabilitation: Rehabilitation Behinderter, Dt. Ärtzeverl., Köln, 1994.

CAMPBELL, S. K.: Pediatric neurological physical therapy. 2. ed. Churchill Livingstone, New York – London, 1991.

CARSTENS, C. S., F. U. NIETHARD, M. SCHMINNIG: Operative Behandlung der Hüftsubluxation und -luxation bei Kindern mit Zerebralparese. Z. Orthop. 130, 419, (1992).

CASE-SMITH, J., M. A. NASTRO: The effect of occupational therapy intervention on mothers of children with cerebral palsy. Am J. Occup. Ther. 47, 811, (1993).

COENEN, W.: Die Behandlung der sensomotorischen Dyskybernese bei Säuglingen und Kindern durch Atlastherapie nach Arlen. Orthop. prax. 28, 386, (1992).

CORNELL, M. S.: The hip in cerebral palsy. Develop. Med. Child Neurol. 37, 3, (1995).

COSGROVE, A. P., I. S. CORRY, H. K. GRAHAM: Botulinum toxin in the management of the lower limb in cerebral palsy. Develop. Med. Child Neurol. 36, 386 (1994).

COTTA, H. u. Mitarb.: Krankengymnastik. Taschenbuch in 12 Bänden. Bd. 11: Infantile Zerebralparese und Kinderheilkunde. Thieme, Stuttgart (in Vorb.).

DAHL, M., M. GEBRE-MEDHIN:: Feeding and nutritional problems in children with cerebral palsy and myelomeningocele. Acta paediatr. 82, 816, (1993).

DÖDERLEIN, L.: Prinzipien der Orthesenbehandlung bei neuromuskulären Erkrankungen. Z. Orthop. 132, 193, (1994).

DIETZ, V., W. BERGER: Cerebral palsy and muscle transformation. Develop. Med. Child Neurol. 37, 180, (1995).

DREXEL, H., G. HILDEBRAND, K. F. SCHLEGEL, G. WEIMANN: Physikalische Medizin. Hippokrates, Stuttgart, 1990.

FELDKAMP, M., H. H. MATTHIASS: Diagnose der Infantilen Zerebralparese im Kindesalter. Thieme, Stuttgart, 1988.

FELDKAMP, M., D. AUFSCHNAITER, J. U. BAUMANN, I. DANIELCIK, M. GOYKE: Krankengymnastische Behandlung der Infantilen Zerebralparese. 4. Aufl. R. Pflaum, München, 1989.

FELDKAMP, M.: Bewegungstherapie bei infantiler Zerebralparese, Tonusbeeinflussung. Krankengymnastik 41, 651, (1989).

FELDKAMP, M., P. DENKER: Importance of the iliopsoas muscle in soft tissue surgery of the hip in cerebral palsied patients. Arch. Orthop. Traum. Surg. 108, 225, (1989).

FELDKAMP, M.: Operationen bei zerebralparetischen Kindern mit Haltungsasymmetrien, postoperative Entwicklung. Krankengymnastik 42, 1129, (1990).

FELDKAMP, M.: »Behandlung« der Zerebralparese nach Doman. der kinderarzt 21, 31, (1990).

FELDKAMP, M.: Eindrücke eines Besuchs des Petö-Instituts für motorisch Behinderte in Budapest. der kinderarzt 21, 631, (1990).

FELDKAMP, M.: Schwerbehinderte zerebralparetische Kinder mit Hüft(sub)luxationen und Hüft/Beckenasymmetrie. – Möglichkeiten und Grenzen subkutaner Tenotomien. Orthop. prax. 28, 232, (1992).

FELDKAMP, M.: Möglichkeiten der Haltungs- und Funktionsverbesserung nach Kniebeugesehnenverlängerungen bei zerebralparetischen Kindern. Krankengymnastik 44, 1504, (1992).

FELDKAMP, M.: Behandlungen der infantilen Zerebralparese, eine Analyse. Krankengymnastik 44, 1491, (1992).

FELDKAMP, M., R. v. ELTEN: Erkennung der beginnenden spastischen Hüftluxation. Prävention und Therapie. Orthop. prax. 29, 119, (1993).

FRISCHHUT, B., F. GRILL: Derzeitige Konzepte für die operative Behandlung zerebraler Bewegungsstörungen. Pädiatr. Pädaudiol. 25, 363, (1990).

FRISCHHUT, B., M. KRISMER, W. STERZINGER: Die Hüfte bei Zerebralparese. Luxationsentstehung und Behandlung. Orthopäde 21, 316, (1992).

FRÖHLICH, A.: Basale Stimulation. Verl. selbstbest. Leben Düsseldorf, 1992.

GAGE, J. R.: Gait analysis in cerebral palsy. Mac Keith Press, 1991.

GALASKO, C. S. B.: Neuromuscular problems in orthopaedics. Blackwell Scient. Public., Oxford, 1987.

GOLDBERG, M. J.: The dysmorphic child. An orthopedic perspective. Raven Press, 1986.

GRIFKA, J.: Erlangen, Unterstützung oder Hemmung der krankengymnastischen Behandlung? Krankengymnastik 45, 402, (1993).

GSCHWEND, G.: Die neurophysiologsichen Grundlagen der Rehabilitation. Hansisches Verlagskontor, Lübeck, 1991.

HAGBERG, B. u. G. HAGBERG: Dyskinetic and dystonic cerebral palsy and birth. Acta paediatr. 81, 93, (1992).

HARRIS, S. R., A. H. PURDY: Drooling and its management in cerebral palsy. Develop. Med. Child Neurol. 28, 807, (1987).

HEIMKES, B., S. STOTZ, Th. HEID: Pathogenese und Prävention der spastischen Hüftluxation.

HEINEN, F., R. KORINTHENBERG, J. STÜCKER: Botulinum A toxin management of dysfunctional posture – one year follow up. Develop Med. Neurol. Suppl, 72; 37, 58, (1995).

HOFFER, M. M., R. T. KNOEBEL, R. ROBERTS: Contractures in cerebral palsy. Clin. Orthop. 219, 70, (1987).

HOFFINGER, A., G. T. RAB, H. ABOU-GHAIDA: Hamstrings in cerebral palsy crouch gait. J. Ped. Orth. 13, 722, (1993).

HOLLMANN, W., H. HETTINGER: Sportmedizin 3. Aufl. Schattauer, 1990.

HOPF, Ch., J. D. ROMPE, J. HEINE: Indikation und Ergebnisse der operativen Behandlung neuromuskulärer Skoliosen. Z. Orthop. 130, 146, (1992).

HUPPERTZ, R., H. P. KAPS: Indikation zur konservativen und operativen Therapie des spastischen Spitzfußes. Orthop. prax. 22, 531, (1986).

Jörg, J.: Die medikamentöse Therapie der infantilen Zerebralparese durch Antispastika. In: Niethard, F. U. u. a. Die Behandlung der Infantilen Zerebralparese. Thieme, Stuttgart, 1994.

Kalbe, U.: Die Zerebralparese im Kindesalter. 2. Aufl. Fischer, Stuttgart, 1992.

Kalen, V., M. M. Conklin, F. C. Sherman: Untreated scoliosis in severe cerebral palsy. J. Pediat. Orthop. 12, 337, (1992).

Kaps, H. P., U. Herzog, G. Rompe: Postoperative Infektionen und Wundheilungsstörungen bei Patienten mit Zerebralparese. Z. Orthop. 130, 426, (1992).

Karch, D., A. Glauche-Hiegler: Neurophysiologische Grundlagen krankengymnastischer Behandlung bei infantiler Zerebralparese. Krankengymnastik 45, 1211, (1993).

Karch, D., R. Michaelis, B. Rennen-Althoff, H. G. Schlack: Normale und gestörte Entwicklung. Springer, Berlin-Heidelberg, 1989.

Keenan, M. A. E., S. H. Kozin, A. C. Berlet: Manual of orthopaedic surgery for spasticity. Raven Press, New York, 1993.

Khalil, I., T. Vizkelety: Role of surgery in the prevention and correction of hip subluxation and dislocation in cerebral palsy. Acta chir. hung. 33, 381, (1993).

Köng, E.: Früherfassung von Zerebralparesen. der kinderarzt 21, 1119, (1990).

Koop, S. E., J. R. Gage: Behandlung von Deformitäten des Bewegungsapparats bei Hemiplegie. Orthopäde 21, 293, (1992).

Kosjawkin, V. J.: Zur Rehabilitation der Zerebralparese durch manuelle Wirbelsäulentherapie. Sozialpädiatrie 15, 402, (1993).

Lesny, I., et al.: Sensory deficits in cerebral palsy: Two-point discrimination. Develop. med. Child Neurol. 35, 402, (1993).

Limbrock, G. J., H. Fischer-Brandies: Orofaciale Regulationstherapie nach Castillo Morales. der kinderarzt 21, 549, (1990).

Manolikakis, G., H. Thom: Probleme der Funktionsverbesserung des spastisch gelähmten Armes. Orthop. prax. 22, 538, (1986).

Manolikakis, G.: Individuelle Versorgung in Sitzspreiz- und Spreizliegeschalen bei Adduktorenkontraktur und drohender paralytischer Hüftluxation bei infantiler Zerebralparese. Orthop. Techn. 10, 810, (1992).

Maurer, S.: Die erschwerte Mutter-Kind-Beziehung beim behinderten Kind. Krankengymnastik 45, 444ff., (1993).

Michaelis; R.: Beurteilung der motorischen Entwicklung im frühen Kindesalter. In Karch (s. dort).

Mc Laughlin, J. F., et al.: The role of selective dorsal rhizotomy in cerebral palsy: critical evaluation of a prospective clinical series. Develop. Med. Child Neurol. 36, 755, (1994).

Murri, A., G. Zechner: Die redressierende dynamische Schuhversorgung des funktionellen Klumpfußes bei Patienten mit infantiler Zerebralparese. Z. Orthop. 132, 214, (1994).

MYHR, U., L. v. WENDT: Influence of different sitting positions and abduction orthoses on leg muscle activity in children with cerebral palsy. Develop. Med. Child Neurol. 35, 870, (1993).

MUTHMANN, D.: Schulische Rehabilitation des Zerebralparetikers. Orthop. prax. 22, 546, (1986).

NIETHARD, F. U., C. CARSTENS, L. DÖDERLEIN: Die Behandlung der infantilen Zerebralparese. Thieme, Stuttgart 1994.

PAPE, K. E., et al.: Neuromuscular approach to the motor deficits of cerebral palsy. A pilot study. J. Pediat. Orthop. 13, 628, (1993).

PARSCH, K., G. RÜBSAMEN: Behandlung des spastischen Klumpfußes bei Zerebralparese. Orthopäde 21, 332, (1992).

DA PAZ-JUNIOR, A. C., S. M. BURNETT, L. W. BRAGA: Walking prognosis in cerebral palsy. A 22-year retrospective analysis. Develop. Med. Child Neurol. 36, 130, (1994).

PETERSON, E.: Hippotherapie bei extrapyramidalmotorischen Bewegungsstörungen. Krankengymnastik 43, 1249, (1991).

REIMERS, J.: Acetabular development after femoral Osteotomy in cerebral palsy after age four years. J. Pediat. Orthop. 12, 35, (1992).

RIMPAU, W.: Hippotherapie am Gemeinschaftskrankenhaus Herdecke: Ganzheitliches Therapiekonzept für neurologisch Behinderte. Krankengymnastik 43, 1222, (1991).

ROSSMANN, E., J. SCHROEDER, C. TÖPFER-GÜNTSCH: Alpiner Schilauf mit zerebral bewegungsgestörten Kindern. Krankengymnastik 38, 858, (1986).

RUF-BÄCHTIGER, L.: Das frühkindliche psychoorganische Syndrom. Minimale zerebrale Dysfunktion. Thieme, Stuttgart, 1987.

SCHENK-ROOTLIEB, A. J. et al.: Cerebral visual impairment in cerebral palsy. Relation to structural abnormalities of the cerebrum. Neuropediatrics 25, 68, (1994).

SCHLACK, H. G.: Entwicklungsförderung behinderter Kinder, ihre Möglichkeiten und Grenzen und die Aufgaben des Kinderarztes. Mschr. Kinderheilk. 139, 55, (1991).

SENST, S. u. a.: Langfristige Ergebnisse bei minimaler invasiver Operationstechnik zur Therapie der Hüftluxation bzw. der Subluxation bei Kindern mit ICP. Orthop. prax. 31, 48, (1995).

STANLEY, F., E. ALBERMAN: The epidemiology of the cerebral palsies. Lippincott, Philadelphia, 1984.

STOTZ, S., B. HEIMKES: Operative Behandlung von Deformitäten der oberen Extremität bei Zerebralparese. Orthopäde 21, 301, (1992).

STURZENEGGER, M., E. BOHLI: Schienenbehandlung an der Hand. Huber, Bern 1991.

SUSSMAN, M. D. ed.: The diplegic child. Evaluation and management. Am. acad. Orth. Surg. Rosemont IL., 1993.

TARDIEU, C. et al.: For how long must the soleus muscle be stretched to prevent contracture? Develop. Med. Child Neurol. 30, 3, (1988).

TECKLIN, J. S. ed.: Pediatric physical therapy. Lippincott, Philadelphia, 1994.

THOM, H.: Die Infantilen Zerebralparesen. 2. Aufl. Thieme, Stuttgart, 1982.

THOM, H.: Prophylaxe der Hüftluxation bei spastisch gelähmten Kindern durch therapiegerechte Rollstuhlversorgung. Rehabilitation, 30, 109, (1991).

THILMAN, A. T., D. J. BURKE, W. Z. RYMER, ed.: Spasticity. Springer, Berlin-Heidelberg, 1993.

VEELKEN, N., M. SCHOPF, O. DAMMANN: Etiological classification of cerebral palsy in very low birthweight infants. Neuropediatrics 24, 74, (1993).

VOJTA, V.: Die zerebralen Bewegungsstörungen im Säuglingsalter. Enke, Stuttgart, 5. Aufl., 1988.

VOJTA, V., A. PETERS: Das Vojta-Prinzip. Springer, Heidelberg, 1992.

VOSS, E. E., M. J. IONTA, B. J. MYERS: Propriozeptive neuromuskuläre Fazilitation. Fischer, Stuttgart, 1988.

WASSERMEYER, D.: Die ideale Motorik, der Maßstab für krankengymnastische Befundung und Therapie. Krankengymnastik 46, 344, (1994).

WINTER, S.: Preoperative assessment of the child with neuromuscular scoliosis. Orthop. Clin. North Am. 25, 239, (1994).

YEKUTIEL, M., M. JARIWALA, P. STRETCH: Sensory deficits in the hands of children with cerebral palsy. A new look at assessment and prevalence. Develop. Med. Child Neurol. 36, 619, (1994).

ZEILER, G.: Die Behandlung der sekundären Hüftluxation bei spastisch-paralytischen Patienten. Orthop. prax. 29, 42, (1993).

ZUKUNFT-HUBER, B.: Die ungestörte Entwicklung des Säuglings. Thieme, Stuttgart, 1990.